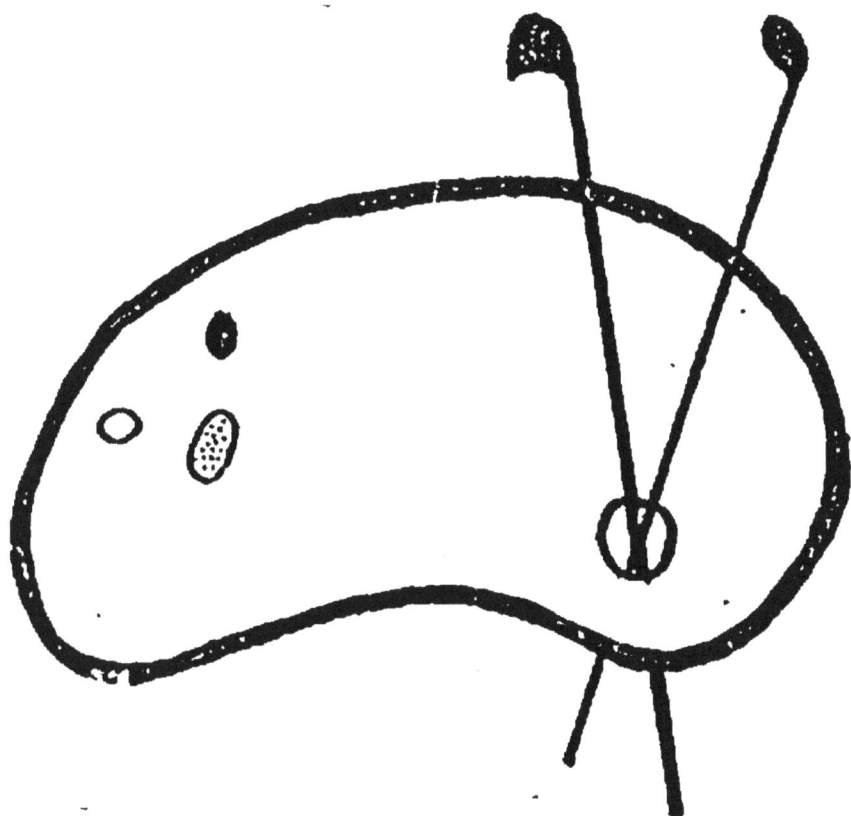

DEBUT D'UNE SERIE DE DOCUMENTS
EN COULEUR

Docteur L. RAYNAUD

DE

L'HYSTÉRIE

POST-GRIPPALE

MONTPELLIER
IMPRIMERIE CENTRALE DU MIDI
(HAMELIN FRÈRES)
—
1895

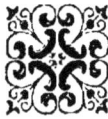

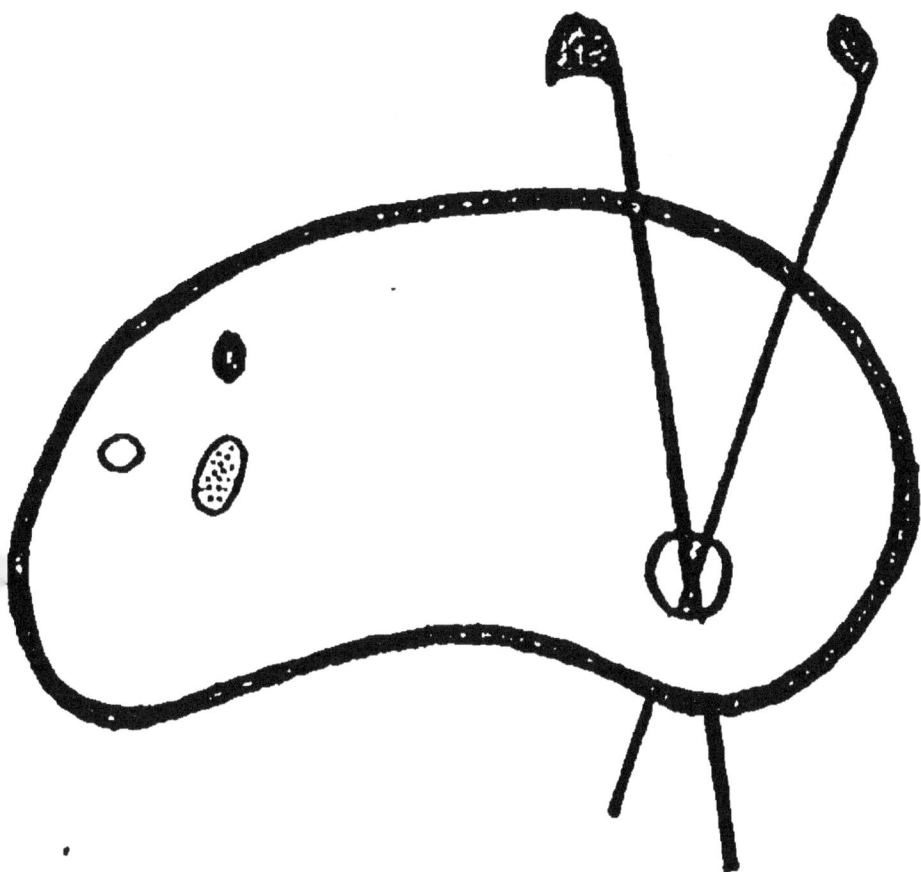

FIN D'UNE SERIE DE DOCUMENTS
EN COULEUR

DE

L'HYSTÉRIE

POST - GRIPPALE

PAR

Le Docteur L. RAYNAUD

« La microbiologie a peu à peu ajouté des
données nouvelles qui rendent certainement
l'étiologie plus complexe que dans cette con-
ception des premiers jours, mais qui la met-
tent mieux en harmonie avec les conclusions
de la clinique et manifestent de plus en plus
nettement le rôle de l'organisme vivant, son
autonomie et sa spontanéité. »

GRASSET. *Les vieux dogmes cliniques devant la
pathologie microbienne* (page 26).

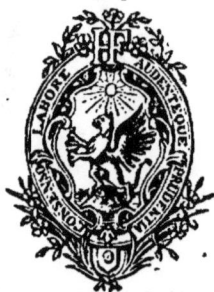

MONTPELLIER
IMPRIMERIE CENTRALE DU MIDI
(HAMELIN FRÈRES)

—

1895

PERSONNEL DE LA FACULTÉ

MM. MAIRET............... Doyen
CARRIEU............... Assesseur

PROFESSEURS

Hygiène..	MM. BERTIN-SANS.
Clinique médicale.................................	GRASSET (✱).
Clinique chirurgicale.............................	TEDENAT.
Clinique obstétricale et gynécologie	GRYNFELTT.
Thérapeutique et matière médicale................	HAMELIN (✱).
Clinique médicale.................................	CARRIEU.
Clinique des maladies mentales et nerveuses.......	MAIRET.
Physique médicale.................................	IMBERT.
Botanique et histoire naturelle médicale	GRANEL.
Opérations et appareils...........................	FORGUE.
Clinique ophtalmologique..........................	TRUC.
Chimie médicale et pharmacie......................	VILLE.
Physiologie.......................................	HEDON.
Histologie..	VIALLETON.
Pathologie interne................................	N....
Médecine légale et toxicologie	N....
Id. Ducamp (Ch. du c.)	
Anatomie pathologique.............................	N....
Clinique chirurgicale.............................	N....
Anatomie	N....
Id. Gilis (Ch. du c.)	

Professeurs honoraires: MM. JAUMES, DUBRUEIL, PAULET.

CHARGÉS DE COURS COMPLÉMENTAIRES

Clinique annexe des maladies des enfants.	MM. BOSC, agrégé.
Accouchements	PUECH, agrégé.
Clinique ann. des mal. syphil. et cutanées..	BROUSSE, agrégé.
Clinique annexe des maladies des vieillards.	SARDA, agrégé.
Pathologie externe.....................	ESTOR, agrégé.

AGRÉGÉS EN EXERCICE :

MM. GILIS	MM. RAUZIER	MM. VALLOIS
BROUSSE	LAPEYRE	MOURET
SARDA	MOITESSIER	DELEZENNE
ESTOR	BOSC	GALAVIELLE
LECERCLE	deR OUVILLE	
DUCAMP	PUECH	

MM. H. GOT, secrétaire.
F.-J. BLAISE, secrétaire honoraire.

EXAMINATEURS DE LA THÈSE : {
MM. GRASSET, président.
CARRIEU.
BROUSSE.
RAUZIER.

A LA MÉMOIRE

DE MON ONCLE CLAUDE GAY

Chevalier de la Légion d'honneur

Membre de l'Institut (Académie des sciences).

Délégué du Chili.

(1800-1873).

Que n'ai-je eu vos conseils et votre appui !

L. RAYNAUD.

A MON PÈRE ET A MA MÈRE

Vous m'avez montré ce que peut faire la patience dans les longs efforts. Acceptez aujourd'hui ce faible témoignage de filiale reconnaissance.

L. RAYNAUD.

A MES PARENTS

A MES MAITRES

A MES AMIS

L. RAYNAUD.

1

AVANT-PROPOS

C'est en faisant notre stage hospitalier, dans le service de M. le professeur Grasset, que la première idée de ce travail nous est venue. Au milieu, en effet, de cette grande et longue épidémie grippale, qui mit sous nos yeux toutes les formes qu'elle peut revêtir et qui ont été si finement étudiées par notre Maître, nous eûmes la bonne fortune de voir, presque en même temps, deux cas d'hystérie consécutifs à cette grippe. Cela nous frappa, et, en consultant les divers ouvrages qui s'occupaient de cette question, nous vîmes que les observations de ce genre n'étaient point encore fort nombreuses. C'est ce qui nous a décidé à choisir l'hystérie post-grippale comme sujet de notre thèse inaugurale, non point tant pour écrire tout ce qu'il y a à dire sur cette question, que pour montrer la voie à nos amis, et inviter ceux qui nous suivront à compléter le bien modeste travail que nous avons pu faire.

Nous avons divisé notre sujet en onze chapitres :

Dans le premier, nous donnons une définition de l'hystérie post-grippale et nous limitons notre sujet ; puis, nous démontrons que cette névrose est bien un type clinique et qu'elle forme un chapitre dans les hystéries infectieuses.

L'historique et les observations forment notre second chapitre.

Dans le chapitre III, nous nous demandons pourquoi les observations d'hystérie post-grippale ne sont pas plus fréquentes, et pourquoi nous rencontrons si souvent cette névrose chez les hommes.

La pathogénie est traitée dans le chapitre IV. Nous y pas-sons en revue toutes les diverses théories qui ont été émises, et nous arrivons à cette conclusion que la théorie infectieuse nous semble la plus rationnelle ; nous faisons remarquer, enfin, que l'infection grippale ne suffit pas pour créer de toutes pièces la névrose, mais qu'il faut, en plus, un système nerveux prédisposé.

Le chapitre V comprend l'anatomie pathologique que nous n'avons pu qu'esquisser à grands traits.

La symptomatologie nous occupe dans le chapitre suivant : nous voyons qu'elle n'a rien de fixe, contrairement à presque toutes les autres hystéries infectieuses.

Le chapitre VII est consacré à la marche, à la durée et aux diverses terminaisons de la névrose.

Dans tout le chapitre qui suit, nous nous occupons du pro-nostic et nous faisons remarquer qu'il est toujours sérieux.

Le diagnostic, avec les principales affections qui peuvent se confondre avec l'hystérie post-grippale, est traité dans le chapitre IX.

Notre avant-dernier chapitre comprend le traitement de l'hystérie post-grippale, et enfin, le dernier renferme nos con-clusions.

Sur le point de quitter cette vie d'étudiant, vers laquelle un penchant vers les études médicales nous a entraîné, mal-heureusement après une longue et regrettée interruption d'études, au milieu de la tristesse qui s'empare de nous et qui nous fera toujours regretter cette liberté et cette insou-ciance qui sont une des caractéristiques de notre vie, nous ne saurions faillir à cette coutume, qui est pour nous le plus doux des devoirs, et qui veut qu'on inscrive au seuil de sa thèse le nom de ceux qui nous ont encouragé, guidé et in-struit.

Grande est la reconnaissance que nous avons d'abord pour

nos Maîtres de la Faculté de Paris. Ce sont eux qui nous
ont appris ces débuts parfois bien arides et bien difficiles.
Que M. le professeur Polaillon reçoive le premier nos remer-
ciements ; il nous a initié à cette belle chirurgie contemporaine, et il nous l'a fait aimer si vivement, que des circonstances personnelles seules ont pu nous faire dévier du premier but auquel nous tendions.

A M. le professeur Rendu, nous devons aussi une bonne
part de notre reconnaissance. C'est grâce à lui que nous avons
fait nos premiers pas dans la médecine, et nous n'oublierons
jamais le dévouement et l'amitié dont il a fait preuve à notre
égard.

Durant notre court passage à l'École de Marseille, c'est
avec un vif plaisir que nous avons suivi assidûment les cliniques de M. le professeur Combalat et de M. le professeur
Villard. Ce dernier a augmenté notre reconnaissance par la
parfaite bienveillance avec laquelle, outre l'observation qu'il
nous a remise, il a bien voulu nous communiquer quelques
détails sur notre sujet.

Pendant nos quelques mois d'internat à Aix, nous avons
eu comme Maîtres, M. le Dr Dauby, directeur de l'Asile, et
M. le Dr Chevalier-Lavaure. Nous prions le premier de recevoir ici notre gratitude pour l'amitié et pour l'intérêt qu'il
a bien voulu nous témoigner. Le second nous permettra, de
nouveau, de le remercier de l'aimable affection qu'il a eue
pour nous.

A M. le professeur Grasset, nous apportons ici l'hommage
de notre plus profonde reconnaissance. Durant notre long
stage dans son service, il n'a cessé d'être continuellement
pour nous un Maître aussi savant qu'affectueux, et nous ne
saurions trop le remercier sincèrement, car, non content de
nous avoir donné ses lumineux conseils pour notre travail, il

a consenti, en outre, à nous faire l'honneur d'accepter la pré-
sidence de notre thèse.

Nous remercions également M. le professeur Tédenat
pour toute la bienveillance qu'il n'a cessé d'avoir pour nous.
En passant du plaisant au sévère, il nous a donné ces idées
nettes dont il a le secret, et nous ferons tout notre possible
pour les fixer dans notre esprit.

Durant nos quelques mois d'internat intérimaire chez M. le
doyen Mairet, nous avons été de sa part l'objet d'une bienveillance sans bornes. Depuis, à l'occasion de services multiples, nous avons de vive voix remercié vivement M. le
Doyen, mais nous saisissons bien volontiers cette dernière
occasion pour lui offrir l'hommage de notre reconnaissance la
plus profonde.

C'est avec autant de sincérité que d'émotion que nous remercions aussi M. le professeur Truc de l'amicale sollicitude
dont nous avons été l'objet durant tout le cours de nos études médicales. Le meilleur hommage à rendre à notre Maître
et à notre compatriote ne sera-t-il pas de nous souvenir, autant que possible, dans la carrière qui va nous être ouverte,
des nombreux conseils, autant amicaux que scientifiques, qu'il
n'a cessé de nous prodiguer avec amabilité ?

A M. le professeur Forgue, nous adressons ici l'assurance
de notre profonde gratitude : à l'amitié qu'il a eue pour nous,
il a joint les savants conseils dont il sait agrémenter ses cliniques sur les enfants ; nous lui en serons toujours reconnaissant.

Merci enfin à M. le Dr Sacaze, chef de clinique médicale,
qui, avec l'amabilité que nous lui connaissions déjà, a bien
voulu nous remettre l'intéressante observation de la salle
Bichat.

DE

L'HYSTÉRIE

POST-GRIPPALE

I

DÉFINITION ET INTRODUCTION

On serait tenté de juger inutile une définition de l'hystérie post-grippale, et il semble, en effet, que ce qualificatif seul suffise pour donner au lecteur une idée nette et concise du sujet qui fait le but de notre travail.

Il n'en est rien toutefois, et c'est précisément autant pour éviter de tomber nous-même dans une confusion qui va être signalée bientôt, que pour nous soustraire à des objections qui ne manqueraient pas de nous être posées, que nous tenons à donner, dès le début, une définition de l'hystérie post-grippale telle que nous la comprenons.

Que faut-il donc entendre par là? Une hystérie sera post-grippale, lorsque, chez un individu prédisposé par son système nerveux, elle surviendra uniquement à la suite d'une grippe, toute autre infection étant éliminée, ou n'ayant produit avant cette grippe aucun symptôme névropathique sérieux. Nous laisserons donc de côté tous les cas dans lesquels la grippe a aggravé une hystérie préexistante : ils seraient, en effet, trop nombreux. Notre but est de réunir toutes les observations dans lesquelles la névrose, jusque-là sans aucune manifestation nette, est survenue à la suite de l'infection grippale.

Le mot infection que nous venons de prononcer, reviendra plusieurs fois dans notre thèse. Il est opportun d'en préciser le sens, car cela nous aidera à dire ce qu'est une hystérie infectieuse et à voir les rapports que cette dernière présente avec l'hystérie post-grippale.

Dans la littérature médicale contemporaine, le mot *infection* (*inficere*, gâter, altérer) n'a pas été dévié de son vrai sens étymologique. Tous les auteurs s'accordent, en effet, à entendre par là, la rupture de l'équilibre normal de notre organisme et l'introduction, dans cet organisme, d'agents infectieux spéciaux auxquels on a donné le nom de microbes. La maladie infectieuse sera la lutte qui se fera entre l'agent infectieux ou ses toxines, d'une part, et l'organisme d'autre part (1). Il en résulte que, dans notre thèse, nous considérerons le mot « infection » comme synonyme « d'invasion microbienne » et « maladie infectieuse » comme synonyme de « maladie microbienne. »

Tout ce que nous venons de dire de la maladie infectieuse en général, nous dispensera de nous étendre longuement sur l'hystérie infectieuse, disons mieux, sur les hystéries infectieuses. D'abord niées en Allemagne par Oppenheim et Thomsen (2), elles ont été, dans ces dernières années, très bien étudiées et elles ont maintenant leur place bien nette dans la pathologie. Toutes les diverses variétés, en effet, ont donné lieu à des travaux fort instructifs.

(1) Ménard, *Paralysies para-infectieuses* (Th. Montpellier, 1892-1894, nᵒ 41).
(2) Oppenheim et Thomsen, Berlin, 1881. — Voir aussi *Bull. méd.*, 1888, nᵒ 8.

Furet (1) et Grasset (2) ont décrit l'hystérie post-typhique.

Grenier (3), en 1888, a fait l'étude de l'hystérie post-scarlatineuse, et Berbez (4), en 1886, avait déjà fait celle de l'hysrie post-pneumonique.

Souza-Leite, dans les *Archives de neurologie* (1886), traite l'hystérie post-rhumatismale, et, l'année suivante, Achard (5) publie ses travaux sur l'hystérie post-syphilitique, bientôt suivis de ceux de Richard (6), de Potain (7), Raymond (8), Schmitt (9), Moravsik (10), Rouby (11) et Fournier (12).

L'hystérie paludéenne, enfin, a son histoire dans les publications de Marmisse (13), Grasset (14), Vincent (15), Ricoux (16),

(1) Furet, *Contribution à l'étude de l'hystérie dans ses rapports avec les divers états morbides* (Th. Paris, 1887-1888, n° 284).

(2) Grasset, *Gazette des sciences médicales de Montpellier* (mars 1890) ou *Cliniques médicales*, p. 414.

(3) Grenier, *Arch. générales de médecine.*

(4) Berbez, *Revue de médecine*, 1886. — Voir aussi *Gazette des hôpitaux* 14 janvier 1888.

(5) Achard, *Apoplexie hystérique* (Th. Paris, 1886-1887, n° 180). — Voir aussi Debove, *Apoplexie hystérique* (Soc. méd. des hôpitaux, 1886).

(6) Richard, *Contribution à l'étude de l'hémiplégie hystérique chez les syphilitiques* (Th. Paris, 1887-1888, n° 51).

(7) Potain, *Gazette des hôpitaux*, 1887, n° 47 et 53.

(8) Raymond, *Progrès médical*, 1888.

(9) Schmitt, *Revue de médecine de l'Est*, 1888.

(10) Moravsik, *Centr. f. Nerven*, 1888, IX, page 20.

(11) Rouby, *Contribution à l'étude de l'hystérie toxique, de l'apoplexie hystérique dans la syphilis* (Th. Paris, 1888-1889, n° 136).

(12) Fournier, *Soc. de dermatologie et de syphiligraphie*, mai 1893.

(13) Marmisse, *Fièvre intermittente à forme hystérique chez un garçon de quatre ans* (Gaz. méd. Bordeaux, 1876, n° 4).

(14) Grasset, *Montpellier médical*, 1876, XXXVI, page 311.

(15) Vincent, *Des paralysies dans la fièvre intermittente et pathogénie* (Th. Montpellier, 1878, n° 42).

(16) Ricoux, *Fièvre intermittente larvée à forme hystérique* (Gaz. hebd. de méd. et de chir., 1878).

Bourru (1), Boinet et Salebert (2), Guinon (3), Lejonne (4), Teissier (5), Crespin (6) et Clément (7).

On le voit, par cette bibliographie qui n'a pas la prétention d'être complète, les hystéries infectieuses sont connues et étudiées dans tous leurs détails et dans toutes leurs variétés. Mais, et c'est ce que nous tenons à noter, il y a, dans chacune des formes que nous venons rapidement de passer en revue, un point caractéristique que l'on ne retrouve pas dans l'hystérie commune, dans la névrose en général ; en d'autres termes, toutes les hystéries infectieuses ne sont pas calquées l'une sur l'autre, et chaque variété a son cachet particulier.

C'est ce point qui a été signalé par notre maître, M. le professeur Grasset, dans ses cliniques de l'année dernière. « Ce qui caractérise, dit en effet M. Grasset, les hystéries toxiques et infectieuses, c'est qu'elles représentent quelquefois, dans leur histoire, certains traits de l'empoisonnement et de l'infection ordinaire (8). »

Cherchons, en effet, les observations d'hystérie paludéenne. Ne trouvons-nous pas, nous ne dirons pas dans toutes, mais tout au moins la plupart du temps, cette intermittence qui fait

(1) Bourru, *Des maladies des centres nerveux consécutives au paludisme* (*Arch. méd.*, 25 octobre 1887).

(2) Boinet et Salebert, *Troubles moteurs dans l'impaludisme* (*Rev. de méd.*, 10 novembre 1889, et *Sem. méd.*, 1894, n° 22, page 174).

(3) Guinon, *Agents provocateurs de l'hystérie* (Thèse de Paris, 1888-89, n° 140.

(4) Lejonne, *Influence du paludisme sur le développement des névroses* (Thèse Lyon, 1890-91, n° 549).

(5) Teissier, *Accidents nerveux lointains du paludisme* (*Bull. médical*, 1890).

(6) Crespin, *Essai d'interprétation pathogénique de cert. névroses post-infectieuses* (Th. Lyon, 1891-92, n° 628).

(7) Clément, *Rapports de l'hystérie et du paludisme* (Th. Montpellier, 1893-94, n° 31).

(8) Grasset, *Montp. médical.*, 1894, n° 22, page 432.

le fond de l'infection déterminante ? De même, dans l'hystérie syphilitique, ne trouvons-nous pas, dominant presque toute la névrose, et frappant le clinicien dans la plupart des cas, cette céphalée horrible et atroce qui n'a de pareille que dans la syphilis ? L'observation, enfin, d'hystérie consécutive à la morsure d'un chien enragé, si magistralement étudiée par M. Grasset, ne nous montre-t-elle pas qu'il y a, dans cette névrose, et, ajoutés à tous ses symptômes habituels, tous les symptômes de la rage, y compris le satyriasis ?

L'infection donc a une marche déterminée, selon qu'elle vient d'une ou d'une autre maladie infectieuse (1). Elle se localise d'une façon différente, sur telle ou telle partie du système nerveux, pour y déterminer ses altérations (2). Nous verrons, plus tard, dans notre chapitre de symptomatologie, si, dans l'hystérie post-grippale, il est possible de retrouver aussi ce même cachet particulier.

Toutes ces études sur l'hystérie, qui ont amené les auteurs à établir toutes ces variétés cliniques, ont été fort critiquées en Allemagne, où les neuropathologistes nous accusaient de vouloir créer comme à plaisir *des* hystéries. Le reproche n'a fait que croître, lorsque M. Grasset a voulu créer l'hystérie post-grippale. Grande a été la lutte, et cela à notre étonnement, car, comme M. Grasset l'a répété souvent, il n'a jamais eu l'idée de détruire l'unité de l'hystérie, qu'il reconnaît exister et qu'il veut laisser bien intacte. Le reproche des Allemands, que Guinon, en France, a reproduit avec toute l'habileté qu'on

---

(1) Brissaud, *Paralysies toxiques* (Th. agrég., Paris, 1886).

Charcot, *Hémianesthésies hystériques et toxiques* (*Bull. médical*, 1887, n° 25).

(2) Charcot, *Hystérie et syphilis : de l'influence d'une maladie ou d'une intoxication antérieure sur le mode de localisation et la forme des accidents hystériques* (*Progrès méd.*, 1887, n° 51).

lui connaît (1), n'est pas mérité, et, il n'y a qu'à lire l'article
« Hystérie » dans notre *Dictionnaire encyclopédique*, pour
voir, au contraire, que l'auteur considère l'hystérie comme une
« névrose indivisible ».

Mais, sans vouloir démembrer l'hystérie, s'ensuit-il qu'il
ne faille point se rendre aux évidences de la clinique? Assu-
rément non, et c'est cette idée qui a poussé M. Grasset à faire
entrer la grippe dans la nouvelle étiologie de l'hystérie. Cela
n'a-t-il pas été fait déjà pour presque toutes les maladies du
système nerveux, pour la paralysie atrophique infantile et la
sclérose en plaques plus particulièrement? Personne cependant n'a songé à inférer de là, que l'on a voulu créer une
nouvelle atrophie, une nouvelle sclérose. Marie (2) n'en a-t-il
point fait de même pour l'épilepsie où il arrive même, en for-
çant un peu les choses, à nier l'hérédité qui est cependant
accablante pour cette névrose? Cela cependant n'a nullement
exclu la notion clinique exacte que tout le monde se fait de
l'épilepsie. Pour l'ataxie n'en est-il pas de même encore? Les
remarquables travaux de Fournier (3) nous ont bien fait arriver à cette conclusion, que la syphilis a son rôle dans l'étiologie du tabes, et que, chez un système nerveux prédisposé,
elle peut créer cette maladie.

Pourquoi n'en serait-il point de même pour l'hystérie?
C'est une affection du même ordre, et les mêmes causes doivent produire forcément les mêmes effets. Une origine infectieuse ne peut détruire l'unité d'une maladie quelconque, et
la preuve d'ailleurs en est bien nette, puisque l'hérédité garde

(1) Guinon, *loc. cit.*
(2) Marie, *Épilepsie* (*Progrès médical*, 29 octobre 1887).
  Traité des maladies de la moelle.
  Semaine médicale, 13 juillet 1892.
(3) Fournier, *Influence de la syphilis sur les névroses et notamment sur l'hystérie* (*Gazette des hôpitaux*, 23 août 1888).

quand même, nous le verrons, toute sa valeur dans l'hystérie, et même dans l'hystérie infectieuse (1).

On doit donc loyalement admettre des types cliniques différents dans les hystéries infectieuses. Il est absolument impossible de les confondre en un seul, comme on a voulu le faire (2), et comme quelques auteurs le disent encore.

On le voit, l'hystérie post-grippale n'a pas été inventée comme à plaisir : elle est un type réel, que les besoins de la clinique nous ont forcé à étudier et à limiter ; elle fait partie de la grande famille des hystéries infectieuses ; mais elle a cependant, nous le verrons, des points particuliers qui nous permettent de dire qu'elle forme un paragraphe bien net et bien à part dans ce grand chapitre infectieux. Pour le moment, nous nous contentons d'émettre cette idée, nous la reprendrons plus tard dans notre chapitre de symptomatologie. De tout ceci, retenons donc que l'hystérie post-grippale existe cliniquement et que sa réalité ne détruit pas l'unité hystérique, qu'elle a de grandes analogies avec les hystéries infectieuses, qu'elle en fait partie, mais qu'elle forme quand même un chapitre indiscutable dans ces hystéries infectieuses.

(1) Déjerine, *Hérédité dans les maladies du système nerveux* (Thèse agr., p. 116).

(2) Mendel et Schuele, *Soc. psychiatrique* (Berlin, 15 mars 1890).

II

HISTORIQUE ET OBSERVATIONS

Si les premiers travaux sur l'hystérie normale remontent jusqu'au Père de la médecine (1), il n'en est pas de même de ceux sur l'hystérie post-grippale, puisque le premier mémoire sur ce sujet ne date que de 1890.

Ceci ne doit pas nous étonner, puisque pendant fort long-temps on a discuté sur la contagiosité de la grippe. D'abord mise en doute, il faut arriver à 1889 pour voir les premiers travaux sur ce sujet faits par Hirsch (2), Nothnagel (3), Mayer (4), Hénoch (5) et Peter (6), et encore les affirmations de ces auteurs ne sont point catégoriques : c'est avec timidité qu'ils émettent leurs idées. M. Grasset (7) contribue alors, par son article dans la *Semaine médicale*, à mettre la ques-tion hors de doute, et son affirmation est bientôt partagée par Bouchard (8), Antony (9), Féréol (10), Burlureaux (11). Depuis

(1) Hippocrate, *De la nature des femmes.* Trad. Littré, Paris, 1851, t. VII, page 312. — *Des maladies des femmes.* Trad. Littré, Paris, 1851, t. VIII, pages 10 et suivantes.

(2) Hirsch, *Soc. méd. int. de Berlin* (16 décembre 1889).

(3) Nothnagel, *Soc. impériale-royale de méd. de Berlin* (3 janvier 1890).

(4) Mayer, *Soc. méd. int. de Berlin* (6 janvier 1890).

(5) Hénoch, *Soc. méd. int. de Berlin* (6 janvier 1890).

(6) Peter, *Bulletin médical* (19 janvier 1890).

(7) Grasset, *Sem. médicale* (1er janvier 1890).

(8) Bouchard, *Arch. méd.* (28 janvier 1890).

(9) Antony, *Bull. médical* (16 février 1890).

(10) Féréol, *Bull. médical* (23 février 1890).

(11) Burlureaux, *Gaz. hebdom. de méd. et de chirurgie* (25 janvier 1890).

les preuves n'ont fait que s'accroître, et, comme le dit Dieulafoy, « la contagiosité de la grippe est définitivement acceptée,
car les faits probants de contagion ne manquent pas (1) .»

Si l'accord parfait existe sur ce point, il n'en est pas de
même si l'on veut connaître le microbe pathogène de la grippe.
Beaucoup de travaux ont été faits sur ce sujet dès 1889 par
Gaucher (2), Ribbert de Bonn (3), Vaillard (4), Netter (5),
Bouchard (6) et Babès (7), et le premier chapitre de microbiologie que nous trouvons dans la thèse de Mme Miropolsky (8),
nous montre les regrets de l'auteur de ne pouvoir arriver sur
ce point à un résultat précis. Plus tard Bérier (9), dans sa
thèse inaugurale, en juillet 1892, insiste sur les travaux de
Chantemesse (10), Bouchard (11), Teissier, Roux et Pittion (12),
et l'année dernière, Jarron (13), dans un travail très docu-
menté, décrivait un diplo-bacille qu'il croyait être spécifique.
Récemment enfin, M. Trouillet (14) dans la *Semaine médi-*

(1) Dieulafoy, *Traité de path. interne* (1894, t. Ier, page 184).

Holmann, *Contribution à l'étude de la grippe, considérée au point de vue
de la propagation épidémique* (Th., Paris, 1893-94, n° 120).

(2) Gaucher, *Bull. médical* (16 mars 1889).

(3) Ribbert de Bonn, *Deutsche medizinische Wochenschrift* (1890, n° 4).

(4) Vaillard, *Soc. méd. des hôpitaux* (23 janvier, 7 février 1890).

(5) Netter, *Soc. méd. des hôpitaux* (23 janvier 1890).

(6) Bouchard, *Arch. méd.* (28 janvier 1890).

(7) Babès, *Sem. méd.* (avril 1890).

(8) Miropolsky, *Grippe à Paris et dans les hôpitaux* (Th. Paris, 1889-90,
n° 182).

(9) Bérier, *Rev. critique sur la bactériologie de la grippe* (Th. Lyon, 1891-
1892, n° 708).

(10) Chantemesse, *Mercredi médical* (1890, n° 4.)

(11) Bouchard, *Sem. médicale* (1890, n° 5).

(12) Teissier, Roux et Pittion, *Province médicale* (13 juin 1791). — *Arch.
méd. expérimentale* (juillet 1892).

(13) Jarron, *Contrib. à l'étude bactériologique de la grippe* (Th. Bordeaux,
1893-94, n° 85).

(14) Trouillet, *Sem. médicale,* (1895, n° 36).

cale, a lu à la Société de biologie, un rapport dans lequel il prétend avoir trouvé le microbe de l'influenza « se présentant sous la forme de diplocoque, de bacille ou de strepto-bacille ». Les recherches portent sur une centaine de malades, et les injections faites avec la culture de ce microbe, semblent prouver que l'auteur a été, en effet, assez heureux pour découvrir cet agent infectieux depuis si longtemps cherché dans tous les laboratoires du monde.

La première observation d'hystérie post-grippale date du 16 février 1890, et c'est M. Mouisset (1) qui la publie dans *Lyon médical.*

Puis viennent, par ordre de date, les deux cas rapportés par Huchard (2), celui de J. Séglas (3), l'importante observation de M. Grasset (4), et, le 17 avril 1890, la première thèse dans laquelle Mme Miropolsky (5) relate un cas absolument typique d'hystérie post-grippale.

Le même sujet est repris, peu de temps après, par Le Joubioux (6), qui, dans sa thèse inaugurale du 2 juillet 1890, arrive à réunir neuf observations. Malheureusement, nous avons constaté que toutes n'avaient pas la même valeur, et que bon nombre d'entre elles n'étaient pas probantes, si nous nous souvenons du point auquel nous nous sommes placé. Les malades de ses observations I et VIII avaient déjà eu, en effet, des attaques d'hystérie avant leur grippe, et l'enfant qui fait le sujet de sa troisième observation avait également, avant sa grippe, des attaques de somnambulisme. Sa quatrième obser-

(1) Mouisset, *Lyon médical* (16 février 1890).
(2) Huchard, *Soc. méd. des hôpitaux* (14 mars 1890).
(3) J. Séglas, *Soc. méd. des hôpitaux* (21 mars 1890).
(4) Grasset, *Gazette des sc. méd. de Montp.* (mars 1890), ou *Cliniques médicales*, p. 414.
(5) Miropolsky, *loc. cit.*
(6) Le Joubioux, *Hystérie post-grippale* (Th. Paris, 1889-90, n° 238).

vation n'est guère probante non plus : il s'agit d'une femme de trente-cinq ans, hystérique avant sa grippe, en plus syphilitique, et ayant eu une double pneumonie et de nombreux chagrins. Ne voilà-t-il pas une étiologie bien chargée, et ne pourrait-on pas invoquer, de la même façon, les autres infections comme ayant pu déterminer la névrose ?

Nous en dirons autant de l'observation V qui nous paraît avoir moins de valeur encore : cette femme, en effet, avait déjà des crises après une forte attaque de rhumatisme, et c'est après une fièvre thypoïde, et, plus tard, une grippe, que la névrose apparaît.

Dans l'observation IX enfin, nous voyons aussi que la grippe ne fait qu'aggraver l'automatisme ambulatoire de la femme dont il s'agit, puisqu'il existait déjà avant son infection. Somme toute, il n'y a donc que les observations II, VI, VII qui peuvent rentrer dans notre cadre, auxquelles il faut naturellement ajouter celle de M. Grasset, qui y est relatée et étudiée dans les premières pages de la thèse.

A côté de cet important travail de Le Joubioux, à la même époque, nous avons dans notre Faculté la thèse de Dore (1), sur les troubles psychiques tributaires de la grippe. Nous y trouvons un nouveau cas d'hystérie très net, très important et dont nous aurons l'occasion de reparler plus tard.

La thèse de Brionne (2), sur l'étude de la forme nerveuse de la grippe et de ses complications, ne nous apporte pas de cas nouveau : toutefois, et nous le verrons dans la suite de notre travail, il émet sur l'hystérie post-grippale quelques idées qui nous semblent trop avancées, et auxquelles nous ne pourrons souscrire.

---

(1) Dore, *Des troubles psychiques tributaires de la grippe* (Th. Montp., 1889-90, n° 37).

(2) Brionne, *Contrib. à l'étude de la forme nerveuse de la grippe* (Th. Paris, 1889-90, n° 378).

2

Dans la même année, nous trouvons dans la thèse d'Ul-liel (1) sur la grippe et le système nerveux, et en particulier les complications cérébro-spinales dans la convalescence, deux nouvelles observations d'hystérie post-grippale chez des sujets qui, auparavant, ne présentaient aucun symptôme de névrose.

Durant la même année, dans les thèses de Soutoul (2), de Cézilly (3), de Tagent (4), de Lenoir (5), de Vergues (6), de Potel (7), de Solmon (8), de Leledy (9), nous ne trouvons pas de nouveau cas d'hystérie post grippale et il nous faut arriver au remarquable mémoire de Bidon (10) pour retrouver cinq nouvelles observations. A la même époque, Railton (11) publie en Angleterre, un cas d'hystérie post-grippale chez une enfant, et, deux mois plus tard, Crespin (12), dans une thèse très étu-diée, ajoute une nouvelle observation, due à M. Teissier, qui est encore absolument probante. Dans notre chapitre de pa-thogénie nous reparlerons longuement de Crespin, et nous sommes persuadé d'avance qu'il nous excusera de l'avoir mis si souvent à contribution.

Depuis cette époque jusqu'à nos jours, la grippe a sans

---

(1) Ulliel, *La grippe et le système nerveux* (Th. Lyon, 1890-91, n° 576).

(2) Soutoul, *Hystéries toxiques* (Th. Paris, 1889-90, n° 49).

(3) Cézilly, *Contribution à l'étude de la grippe* (Th. Paris, 1889-90, n° 133).

(4) Tagent, *Quelques complications de la grippe* (Th. Montp., 1889-90, n° 17).

(5) Lenoir, *Étude sur la récente épidémie d'influenza* (Th. Bordeaux, 1889-90, n° 43).

(6) Vergues, *La dernière épidémie à Brest* (Th. Paris, 1889-90, n° 301).

(7) Potel, *Contrib. à l'étude de la grippe* (Th. Paris, 1889-90, n° 313).

(8) Solmou, *L'influenza à Lyon et dans la XIVᵉ région de corps d'armée* (Th. Lyon, 1890-91, n° 586).

(9) Leledy, *Contrib. à l'étude de la grippe* (Th. Paris, 1890-91, n° 116).

(10) Bidon, *Rev. de médecine*, octobre 1891.

(11) Railton, *The Lancet*, 10 octobre 1891.

(12) Crespin, *Essai d'interprétation pathogénique de cert. névroses post-infectieuses* (Th. Lyon, 1891-92, n° 628).

doute donné l'occasion de nombreux travaux, mais, soit dans les thèses de Dubois (1), Dupin (2), Didier (3), Virey (4), Trastour (5), Duffau (6), Bonnelière (7), Charpentier (8), Druène (9), Martel (10), Lestra (11), Jay (12), Biet (13), Guertin (14), soit dans le remarquable ouvrage de M. Teissier (15), dont nous nous occuperons plus tard, nous n'avons pu trouver aucune observation nouvelle d'hystérie post-grippale (16).

En résumé donc, on le voit, les observations d'hystérie post-grippale ne sont point encore fort nombreuses, et nous sommes heureux de pouvoir en apporter quelques-unes, afin de pouvoir faire ainsi ce travail d'ensemble sur la question. C'est pour nous un plaisir de constater que c'est l'École de Montpellier qui a ouvert la voie dans cette nouvelle étude. Les magistrales leçons de M. Grasset, faites l'année dernière, nous

(1) Dubois, *Épidémie de grippe à Toulon* (Thèse Mont., 1889-90, nº 41).

(2) Dupin, *Complications de la grippe* (Th. Bord., 1889-90, nº 33).

(3) Didier, *Essai sur la grippe* (Th. Paris, 1892-93, nº 63).

(4) Virey, *Étude sur quelques formes nerv. de la grippe* (Th. Paris, 1892-1893, nº 370).

(5) Trastour, *De la forme cérébrale de la grippe* (Th. Paris, 1892-1893, nº 411).

(6) Duffau, *Remarques sur la grippe* (Th. Paris, 1893-94, nº 163).

(7) Bonnelière, *Contrib. à l'étude clinique de la grippe* (Th. Paris, 1893-94, nº 224).

(8) Charpentier, *De la grippe et de ses complications* (Th. Paris, 1893-94, nº 242).

(9) Druène, *Contrib. à l'étude de l'hystérie* (Th. Paris, 1893-94, nº 252).

(10) Martel, *De l'hystérie toxique* (Th. Paris, 1893-94, nº 254).

(11) Lestra, *Étude clinique de la grippe* (Th. Lyon, 1893-94, nº 028).

(12) Jay, *Contrib. à l'étude de l'hystérie* (Th. Paris, 1895).

(13) Biet, *Contrib. à l'étude clinique de la grippe* (Th. Paris, 1895).

(14) Guertin, *Du rôle de l'infection dans les maladies du syst. nerv. central* (Th. Paris, 1895).

(15) Teissier, *Grippe-Influenza* (Paris, 1893).

(16) Notre bibliographie pour les littératures étrangères n'est point aussi complète — et pour cause — que celle que nous avons faite en France. C'est une petite lacune dont nous tenons à avertir nos lecteurs.

ont fait connaître ce qu'il y avait de plus important sur la question : c'est en nous inspirant de ces dernières et en nous aidant des lumineux conseils de notre Maître, que nous avons pu amener ce sujet à peu près au point, et nous serons doublement heureux, si nous arrivons à faire partager les quelques idées sur lesquelles il y a encore le désaccord entre l'École de Montpellier et l'École de la Salpêtrière.

———

OBSERVATIONS

Observation I

(MOUISSET, *Lyon médical*, 16 février 1890)

Fille âgée de vingt-deux ans.

Exempte d'antécédents pathologiques.

Est atteinte de grippe et à la convalescence présente : du rétrécissement du champ visuel, des zones hystérogènes et de la parésie du membre inférieur gauche.

Cette courte observation rentre bien dans les cas dont nous voulons seulement nous occuper. C'est bien là une hystérie dans tout ce qu'elle a de plus net : elle n'a pour cause que l'infection grippale, et cette dernière ne la fait éclore qu'à la convalescence. Nous verrons plus tard que, comme Le Joubioux l'a fait remarquer, c'est là, en effet, le moment où apparaît le plus souvent la névrose, semblant prouver ainsi qu'il lui a fallu attendre que l'infection fût à son maximum et que les toxines fussent fabriquées.

Observations II et III

(Rapportées par HUCHARD)

.... Bien plus, elle (la grippe) peut faire naître, comme j'en ai cité autrefois un exemple pour la fièvre typhoïde, une hystérie qui ne s'était jamais *manifestée jusque-là*. Une atteinte de grippe devint, chez une de mes malades, l'agent provocateur de crises hystériques.

J'ai observé, avec mon ancien interne M. Marciguey, une grippe compliquée d'accidents hystériques qui se montraient *pour la première fois.*

(Société médicale des hôpitaux : séance du 14 mars 1890.)

Nous regrettons de ne pouvoir donner plus détaillées ces deux observations, qui sont si favorables à la thèse que nous soutenons. Dans ces deux cas, nous ne trouvons en effet aucun symptôme de névrose avant l'infection.

L'autorité et la compétence de l'auteur de la communication, ne nous permettant point de douter un instant de l'exactitude des faits observés, ne sommes-nous pas en droit de dire que nous sommes ici en face de deux cas d'hystérie nettement post-grippale ?

Observation IV

(J. Séglas, *Soc. méd. des hôpitaux*, 21 mars 1890)

Une dame n'ayant pas eu, depuis cinq ans, d'autres troubles nerveux que de l'ovarie du côté gauche, a présenté, après une atteinte de grippe, de l'aboiement presque pendant un mois.

Si nous relatons ce cas de Séglas, c'est qu'en effet l'ovarie qu'il nous signale ne nous semble pas constituer une tare névropathique suffisamment sérieuse pour considérer la malade comme hystérique avant la grippe. Elle perd toutefois un peu de sa valeur : nous l'avouons sans hésitation.

Observation V

(In *Gazette des sciences médicales de Montpellier*)

Le malade G..., dont les antécédents héréditaires n'offrent rien de saillant, était cultivateur avant d'être soldat. Il n'a jamais eu de maladie grave et n'est pas alcoolique. Jamais on ne l'a considéré dans sa famille comme un *nerveux*; tout au plus a-t-il présenté quelques céphalalgies et une tendance assez marquée aux contractures. Souvent, et cela surtout lorsqu'il se trouvait dans son lit, il éprouvait des crampes dans les membres inférieurs et les bras.

Depuis qu'il est au régiment, il s'est senti nerveux et impressionnable ; son tempérament, autrefois calme, pondéré, est devenu vif, emporté, irascible.

Le mardi 14 janvier, G..., occupé à travailler au Polygone, éprouve tout à coup des troubles de la vue. Il ne peut se tenir sur ses jambes et il est obligé de s'asseoir, mais il a le temps de choisir la place où il va tomber et de faire environ dix pas pour y parvenir, puis il perd connaissance. La durée de la crise est de quinze à vingt minutes ; la température, prise à ce moment, est de 39°5.

Le lendemain, la fièvre s'élève à 39°8 ; il existe un abattement prononcé. On prescrit, pour combattre l'état saburral du tube digestif, 1 gr. 50 d'ipéca, que le malade doit prendre le jeudi matin, 16 janvier.

Vingt minutes après l'ingestion du remède, avant que le vomitif ait produit le moindre effet, le malade éprouve de fortes coliques ; puis il ressent des crampes violentes dans les chevilles et dans les poignets. Successivement les membres supérieurs et les membres inférieurs sont pris de contracture douloureuse, les membres inférieurs en extension forcée, les membres supérieurs en flexion, croisés sur la poitrine. Le tronc n'est nullement contracté et repose en entier sur le lit.

Pendant la crise, qui dure une demi-heure, et sans perte de connaissance, le malade a uriné dans son lit ; il fond en larmes quand elle prend fin.

Le malade est envoyé à l'hôpital le 27 janvier. Dès notre premier examen, nous constatons que les phénomènes morbides se sont limités à l'extrémité supérieure du côté droit. L'épaule, le bras, le coude, l'avant-bras de ce côté, ont repris leur réaction normale ; seuls, le poignet et la main présentent encore des modifications remarquables. Le malade porte facilement le membre sur la tête ; il jouit sans peine des mouvements de flexion et d'extension de l'avant-bras sur le bras, mais la main et le poignet restent impotents.

En analysant de plus près les diverses réactions du système nerveux, nous avons constaté que les fonctions motrices (motilité volontaire, motilité provoquée, motilité réflexe) sont normales dans les diverses régions, à l'exception de la main et du poignet droits, où la motilité volontaire est complètement abolie, la mobilisation provoquée se trouvant fort restreinte et douloureuse.

La sensibilité générale est conservée. Même au niveau de la main droite, la sensibilité tactile persiste ; le sujet peut, à l'aide de son extrémité malade et sans le secours des yeux, percevoir le contact et la forme des objets. Cependant, la sensibilité quantitative paraît un peu diminuée dans toute l'étendue du membre supérieur droit. Quant aux membres inférieurs, ils présentent une égale susceptibilité au contact.

La sensibilité à la douleur est complètement abolie au niveau de la main et du poignet droits ; la sensibilité à la température est également abolie, dans la même région.

A côté de ces troubles moteurs et sensitifs bien localisés, on n'observe aucune altération des autres systèmes. Il n'existe pas de troubles sensoriels, ni de zones hystérogènes.

Voici un cas d'hystérie tout à fait incontestable. Nous sommes évidemment en face d'un prédisposé, mais cette prédisposition n'est pas aussi « grande » que ce que veut bien le dire Dore. Cet homme n'avait, en effet, qu'une tendance aux contractures.

Ce qui est bien net ici et ce qui a été déjà signalé par Le Joubioux, c'est que la névrose n'est constituée qu'après l'infection grippale. Le 14 janvier, en effet, lorsque cet homme est pris brusquement, l'épidémie sévissait fortement et les premières températures notées, de 39°5, 39°8, manifestent certainement son action sur le malade. Nous avons donc bien affaire à un prédisposé et la névrose est bien nettement déterminée par la grippe.

Observation VI

(In Thèse Miropolsky, page 32)

Un jeune homme de vingt-cinq ans se présente à la consultation à l'hôpital Necker, le 23 janvier 1890, dans le service de M. le professeur Peter.

Nous sommes frappé tout d'abord par sa démarche pénible, hésitante, son facies pâle et hébété, une prostration extrême dénotée par ses moindres mouvements. Il produit l'impression d'un typhique. Il tombe plutôt qu'il ne s'assied sur la chaise qu'on lui présente.

Nous lui adressons les questions d'usage, et sa manière de répondre fixe aussitôt notre attention. Il a une parole hésitante, embarrassée, il s'exprime avec la plus grande peine, en bégayant. Il nous apprend que le début de sa maladie remonte au 18 janvier. Il a éprouvé ce jour-là, au milieu de son travail (il est charron) une sensation extrêmement pénible de froid avec malaise extrême. Il rentre chez lui, et frissonne dans le courant de toute la soirée. La nuit, le sommeil est très agité, et le malade est obligé de se lever à tout instant, dit-il, pour uriner. Le lendemain, sensation de fatigue indicible, anorexie complète, diarrhée, coryza, larmoiement, toux et céphalalgie tellement violente que le malade est obligé de se tenir la tête à deux mains lorsqu'il tousse, tant le mouvement exaspère son mal à la tête. Il éprouve aussi des douleurs musculaires, lombaires et polyarticulaires, accompagnées d'un état nauséeux des plus pénibles. Des vomissements se sont produits une seule fois. Il reste chez lui dans cet état, qui ne s'améliore pas une minute, dit-il, jusqu'au moment de son arrivée à l'hôpital.

Ses antécédents personnels sont excellents : il n'a jamais été malade, sauf une bronchite qu'il avait contractée au régiment. Rien du côté des antécédents héréditaires. Nous notons seulement qu'il a l'air plutôt chétif.

Au moment de son entrée à l'hôpital, le coryza, le larmoiement, la toux, la diarrhée, ont complètement disparu : mais la céphalalgie extrême, la prostration excessive, les douleurs lombaires, musculaires, polyarticulaires, l'embarras de la parole, persistent. L'apyrexie est complète. A l'auscultation, rien du côté de l'appareil respiratoire. Le docteur Marfan, chef de clinique du professeur Peter, pose le diagnostic de grippe nerveuse sans fièvre ni catarrhe. Le malade reste dans cet état les jours suivants. Un vésicatoire à la nuque le débarrasse de sa céphalalgie. Une amélioration commence à se produire au bout de dix jours de séjour à l'hôpital : elle se fait avec une lenteur extrême, *mais le mieux se fait cependant sentir*. Le malade commence à se lever ; il va et vient dans la salle.

Le 9 février, il se lève comme d'habitude après la visite du matin. Il veut descendre de son lit, mais subitement il chancelle et retombe sur ses matelas en proie à une attaque d'hystérie des plus nettes. Il n'a pas perdu connaissance, mais il pousse des cris, il suffoque, il a du hoquet, et bientôt apparaissent des contorsions qui agitent et déplacent le corps tout entier. La langue n'est pas mordue. Cet accès dure une demi-heure environ.

Le lendemain, on constate une hémianesthésie gauche totale, ainsi que l'abolition complète du réflexe pharyngien. Le malade nous apprend qu'il s'était senti mal dans le courant de toute la matinée de la veille ; il étouffait, il sentait une constriction étrange au niveau du cou, il avait envie de pleurer. Il avait voulu se lever pour respirer à son aise, et c'est à ce moment qu'il fut pris tout à coup d'une sorte de vertige, et n'eut que le temps de retomber sur son lit. Il nous affirme que *jamais il n'avait eu précédemment d'accès de ce genre.* Il avait toujours été un peu nerveux, mais cet état ne s'était pas manifesté autrement que par une certaine irritabilité de caractère.

Le malade est gardé à l'hôpital jusqu'au 20 février. Il n'y a pas d'attaque nouvelle. L'hémianesthésie, l'abolition du réflexe pharyngien persistent toujours. Mais le malade, se sentant tout à fait bien, demande à sortir, et quitte l'hôpital, guéri de sa grippe, le 20 février 1890.

Comme le remarque Le Joubioux, nous avons encore ici un terrain prédisposé, puisque le malade, sans avoir eu auparavant des phénomènes névrosiques, avait « une certaine irritabilité de caractère ».

Notons, en passant, que la névrose apparaît lorsque la grippe est presque terminée, puisqu'il allait se lever, et que de plus cette infection a été bien légère. Nous reviendrons ultérieurement sur ces divers points.

Observation VII

(*In* Thèse LE JOUBIOUX, pages 22 et 23)

(Communiquée par M. le Dr VOISIN)

Mme X..., quarante-huit ans.

Cette malade est grande, forte et a, jusqu'à ce jour, joui d'une bonne santé ; elle n'avait jamais eu d'attaques de nerfs ; en outre, on ne trouve dans ses antécédents, tant héréditaires que personnels, *rien qu'on puisse rattacher à la névrose hystérique.*

Chez cette malade, la grippe s'est localisée surtout sur les voies respiratoires et sur les voies digestives. Au bout de huit jours, la fièvre avait disparu, mais la femme était devenue très nerveuse. Elle éprouvait des spasmes de l'œsophage et ne pouvait manger parce qu'elle sentait une boule qui l'étranglait ; en même temps, l'insensibilité apparaissait dans sa main gauche, ainsi que le phénomène de doigt mort et de parésie musculaire, elle ne pouvait serrer les objets et les maintenir à la main.

Très effrayée et surtout très étonnée de son état, elle fait demander M. le docteur Voisin, qui, en recherchant des points hystérogènes, lui trouve deux points ovariens, dont le gauche plus accentué, un point mammaire gauche et enfin le clou : de plus, des plaques d'anesthésie sur le membre inférieur et sur la face. Le champ visuel paraissait diminué. L'ouïe gauche était aussi très diminuée. Le diagnostic porté fut : phénomènes hystériques consécutifs à la grippe.

Dans cette observation, nous ne trouvons encore rien dans les antécédents de la malade, qui était au contraire très bien constituée. La névrose apparaît ici à la convalescence d'une grippe légère, puisqu'il n'y a plus de fièvre le huitième jour. Le cas est nettement post-grippal.

Observation VIII

(*In* Thèse LE JOUBIOUX, pages 34, 35 et 36)

Olivier D..., douze ans.

Antécédents héréditaires. — Père, grand'mère paternelle et sœur du père, tous migraineux. Mère très nerveuse, n'ayant jamais néanmoins présenté de crises.

Antécédents personnels. — Dans son enfance, le jeune Olivier aurait eu plusieurs bronchites, n'a pas eu de convulsions à l'époque de sa dentition.

Depuis le mois d'août 1883, aurait suivi divers traitements pour une céphalalgie frontale et occipitale dont on avait méconnu la nature.

Au commencement de janvier, est atteint de la grippe qui le retient *trois jours au lit.* Le quatrième jour, se sentant mieux, il veut sortir, mais à peine est-il dehors qu'il se trouve étourdi, tombe et reste par

terre environ trois ou quatre minutes. Il entendait tout ce qui se disait autour de lui, mais ne pouvait parler. De nouvelles crises survenant les jours suivants, sa famille se décide à le conduire à la consultation de la Salpêtrière.

Examen. — Le malade est de taille moyenne, maigre, pâle, il a les
oreilles détachées et inégales, le front élevé, pas d'asymétrie faciale,
une belle dentition, la voûte palatine assez large, la figure fine. Ses
parents nous racontent et ses antécédents et ses crises. Quant au
jeune malade, il se plaint seulement d'une violente céphalalgie, dont
l'origine semble remonter à deux ans : il nous dit qu'il sent sa tête sur-
chargée comme d'une calotte de fer ; ses yeux sont douloureux et
c'est avec grand'peine qu'il peut clore les paupières.

Interrogé au sujet de ses crises, il nous dit qu'il ne sent pas de boule
lui remonter à la gorge, mais il est oppressé et nous montre l'endroit
de sa poitrine qui est chargé comme d'un poids, lorsqu'il va avoir son
attaque. La pression, exercée au niveau de la région qu'il nous indique
(point sous-mammaire gauche), provoque en effet un sentiment d'anxiété
et d'oppression qui déterminerait sans doute une attaque si l'on conti-
nuait. C'est un penseur impressionnable, qui ne peut aller se coucher sans
lumière : il a peur et ne sait de quoi. On lui trouve quelques plaques
d'anesthésie au membre supérieur droit et des points hyperesthési-
ques au niveau du mamelon gauche, de la fosse iliaque gauche et du
rachis.

A sa première douche, le jeune Olivier s'est trouvé mal lorsque le
jet est arrivé dans le dos et au niveau du côté gauche ; bien que la
douche nous eût semblé avoir été donnée en jet, on remplace les
douches par des lotions que le malade supporte bien. Pendant les
premiers jours du traitement, le malade présenta encore quelques
ébauches d'attaques, mais, au bout de quinze jours, celles-ci cessè-
rent. Quant à la céphalalgie, elle persista ; néanmoins, elle était moins
vive qu'au début du traitement. Le 20 mai dernier, nous avons revu
notre malade en voie de guérison, ne se plaignant plus de sa céphalalgie qu'à la nuit tombante : ses attaques ont complètement disparu.

Nous sommes ici en présence d'un jeune neurasthénique,
la céphalalgie qui est signalée étant un symptôme de la maladie. On le voit, elle n'est pas très accusée.

Notons de nouveau ici une grippe excessivement bénigne, puisqu'elle ne dure que trois jours.

Observation IX

(*In* thèse LE JOUBIOUX, pages 37 et 38)

(Communiquée par M. le docteur VOYER)

M. L..., quarante-six ans.

Antécédents héréditaires. — Père mort d'une cyrrhose hépatique ; un frère rhumatisant ; un autre frère plus jeune que lui a présenté, à plusieurs reprises, des attaques d'hystérie.

Antécédents personnels. — M. L... est un homme d'une assez bonne santé habituelle, n'ayant jamais fait de maladie grave. Il présente des signes très accusés d'arthritisme, a eu, à plusieurs reprises, de l'eczéma de la face et des mains, et de l'urticaire, après l'ingestion de certains coquillages.

La grippe débuta chez lui au commencement de janvier 1890, elle dura huit jours, *fut légère* et se manifesta seulement par de l'inappétence, quelques maux de tête et une petite élévation de température. La fièvre avait complètement disparu huit jours après le début de la grippe ; seuls les symptômes gastriques (inappétence, langue saburrale, sensation de pesanteur à l'épigastre, production exagérée du gaz après les repas) persistaient. En même temps, les urines devenaient rares (500 grammes à peine par jour) et sédimenteuses, les selles irrégulières ; de plus, la percussion de l'épigastre faisait percevoir une dilatation de l'estomac.

En présence de tous ces phénomènes, le malade devient très inquiet, il accuse des maux de tête, siégeant surtout à l'occiput, au point qu'il ne peut, dit-il, appuyer la tête sur l'oreiller ; il éprouve des sensations alternatives de vide et de plénitude du crâne, il lui semble, à certains moments, qu'il « s'en va », suivant son expression.

A partir de ce moment, les idées noires l'obsèdent, il prétend qu'il ne guérira pas, il ne peut arrêter son attention sur rien, il ne dort pas la nuit. Quand par hasard le sommeil survient, il se réveille en sursaut et ne peut se rendre compte qu'il se trouve dans son lit, dans sa chambre. Il pleure à tout propos ; la nuit, il a des pollutions, toutes les fois, prétend-il, qu'il prend du bromure ou du chloral.

Cet état persiste jusqu'à la fin du mois de mai ; à ce moment, on re-
nonce à lui donner quelque médicament que ce soit, tous les nervins
possible ayant été essayés sans résultat. Jusque-là, on pouvait, en
présence de la dilatation de l'estomac, qui avait existé depuis le mois
de janvier jusqu'au milieu d'avril, penser que cet état nerveux était
ce qu'on a appelé la neurasthénie des dyspeptiques, mais il était étonnant de le voir se prolonger après la disparition des troubles gastriques, malgré les nervins, les douches et le drap mouillé.

Jusqu'aux premiers jours de juin pas de changement notable, lorsque apparaît un phénomène nouveau qui apportait avec lui son diagnostic. Le malade, au milieu d'une conversation, devient aphone et
muet, et, malgré tous ses efforts, ne peut non seulement parler, mais
même proférer un son. Depuis lors, ce phénomène se reproduit tous
les jours et dure de trois à quatre minutes ; le malade pendant ce
temps, est obligé d'écrire pour se faire comprendre.

Les premiers jours, il se montrait très effrayé de ce phénomène,
et, au moment où il se produisait, ses yeux devenaient hagards et la
figure toute entière exprimait une grande terreur.

Actuellement, le malade est plus calme et quand « la voix s'en va »,
il traduit sa pensée par des gestes.

Nous avons ici une hystérie chez un prédisposé par ses antécédents héréditaires et personnels.

La grippe est encore très légère et ne dure que huit jours :
la névrose, caractérisée surtout par le mutisme, n'apparaît
que quelques mois après, mais durant tout cet intervalle on
note des phénomènes gastriques et une très petite émission
d'urine.

Observation X

(In Thèse Dorr, pages 21 et 22)

G...., ménagère, âgée de vingt-trois ans, est une jeune femme
forte, vigoureuse. Tempérament nerveux. Dans les antécédents héréditaires ou personnels, rien de particulier en ce qui concerne la névrose qui nous occupe.

Pendant le mois de janvier, G... n'échappe pas à l'épidémie et est atteinte de la grippe, sans fièvre, sans délire, avec quelques douleurs de côté et un peu de courbature. A l'auscultation, signes d'une légère congestion pulmonaire.

La malade, qui est jeune mère, abandonne son nourrisson de treize mois qu'elle sèvre prématurément. Bientôt guérie de la maladie incidente, *elle s'apprête à se lever*. Mais elle n'a pas plutôt mis le pied hors du lit qu'elle est prise tout à coup comme d'un éblouissement, d'un vertige ; elle sent le sol manquer à ses pieds ; une main de fer la serre dans le bas-ventre, lui étreint la poitrine en remontant jusqu'au cou et lui presse la gorge jusqu'à l'étouffer. En même temps il lui semble que sa tête est en feu et elle perçoit le bourdonnement de tout un grand carillon. Cela dure une ou deux minutes ; la perte de connaissance n'a pas été complète et la malade a pu rester debout appuyée sur le bord du lit. Elle se souvient de tout ce qu'elle a éprouvé et ne ressent de cette espèce d'absence qu'un peu de lassitude avec de la céphalalgie.

Le lendemain, en jouant avec son bébé, celui-ci, qui n'en a pas encore perdu l'habitude, porte subitement la main au sein de sa mère et la pression détermine de nouveau une crise semblable à celle de la veille. Pas de convulsions, seul un spasme de la glotte.

La malade, examinée, présente de l'hémianesthésie partielle du côté gauche ; on peut la pincer et la piquer avec une épingle, elle ne sent pas de douleur, rien que le contact, sans pouvoir même préciser absolument l'endroit où on la pique. C'est à peine si elle peut distinguer un corps chaud d'un corps froid.

A ces troubles de la sensibilité, se joignent des troubles d'origine réflexe : elle a des vomissements, des éructations, des bâillements. Elle est constipée et les urines sont peu abondantes mais fortement colorées. La respiration est gênée par accès et surtout après un mouvement de déglutition. Du côté du cœur, quelques palpitations.

Au point de vue psychique, la malade paraît plutôt étonnée qu'impressionnée de ce qui lui arrive et ne s'en préoccupe guère, persuadée que cela disparaîtra vite. En effet, au bout d'un mois, tout était rentré dans l'ordre, grâce à un traitement sédatif et tonique.

Cette observation sur laquelle nous aurons l'occasion plus tard de revenir, est très nettement post-grippale. Nous verrons ce qu'il faut penser de la lactation de cette jeune mère.

Notons seulement que l'infection est de courte durée. Quant au délire signalé, comme Dore le remarque, il est tout à fait caractéristique. M. le professeur Mairet, qui en a donné une très fine étude (1) en le suivant chez les aliénés, dit que c'est le « délire favori » de la folie post-grippale. Il est évident que ce n'est point ici, quand même, un cas de psychose, mais, à la névrose très manifestement établie, est venu se joindre ce délire qui semble particulier à l'infection grippale.

Observation XI

(In Thèse ULLIEL, pages 49, 50 et 51)

(Due à l'obligeance de M. le Dr JOSSERAND)

C... (Stéphanie), dix-sept ans, domestique, entre à l'hôpital le 11 mars 1890. Père mort d'un cancer, quatre frères ou sœurs bien portants.

Quelques signes de scrofule dans l'enfance. Réglée à quinze ans. Bonne santé habituelle. Vers la fin de décembre, elle fit un séjour *de dix jours* à l'hôpital pour la grippe. Dix jours après sa sortie, elle eut la rougeole. Le 3 mars, elle fut prise de nouveaux symptômes de grippe, rappelant tout à fait sa maladie du mois de décembre ; début brusque, céphalalgie frontale et sus-orbitaire ; petits frissons répétés, un peu de torticolis ; quelques crampes dans les jambes. A son entrée, la malade se plaint d'une céphalalgie frontale assez vive et d'une toux fréquente. La langue est humide et à peine saburrale. Légère rougeur de la gorge. Anorexie. Constipation. T. 39°2.

15 mars. — La céphalalgie sus-orbitaire persiste ; elle est réveillée surtout par les mouvements des yeux : un peu de catarrhe oculo-nasal. Aux poumons, sonorité normale ; quelques sibilances disséminées des deux côtés et quelques râles sous-crépitants à la base gauche. Les crachats sont encore purulents avec quelques stries sanglantes. Il est vrai que la malade a souvent de légères épistaxis. De temps à autre, elle se plaint de bouffées de chaleur et d'accès de sueur. Pas d'albuminurie. T. matin : 39° ; soir, 39°2. Sulfate de quinine 50 centigrammes.

(1) Mairet, *Leçons sur la grippe et aliénation mentale* (*Montp. méd.*, mai 1890).

Joffroy, *Agitation et délire dans la grippe* (*Sem. méd. des hôp.*, 28 mars 1890).

18. — Dyspnée assez vive. T. 38°2.

19. — T. 37°5.

24. — Nouveaux frissons. Toujours des accès de sueur. Légère submatité à la base doite. Sibilances généralisées. Un peu d'albumine. T. matin : 39°5 ; soir : 39°8.

25. — Apparition de nombreuses plaques d'érythème; Noirceurs sur les jambes et sur les avant-bras. Violent point de côté à droite, sur la ligne axillaire.

27. — Le point de côté a augmenté, accompagné d'une dyspnée si vive qu'on songe à une pleurésie diaphragmatique. P. 120. T. 38°5.

1er avril. — Le pouls est toujours violent. T. 39°. Antipyrine 4 grammes.

3. — Frissons. La dyspnée est devenue de l'orthopnée ; pourtant la malade n'a pas de cyanose et les râles n'ont pas augmenté. L'interne et les sœurs remarquent que les accès de dyspnée coïncident avec le moment de la visite. Pourtant ces accès sont si intenses qu'on admet la possibilité d'une granulie. T. 39°1.

4. — R. 60 à la minute. La malade attribue cette dyspnée aux points qu'elle ressent par tout le corps : elle en a dans le dos, dans les flancs, sur les jambes, sur la poitrine, et la pression à ces endroits lui arrache des cris de douleur. Tout le rachis est ainsi douloureux, et le doigt promené de haut en bas sur les apophyses épineuses provoque une crise de nerfs. La peau elle-même est douloureuse à ces endroits, car il suffit de la pincer pour faire crier la malade. T. 39°4 matin et 39°7 le soir.

5. — Même état. P. 120 ; quelques intermittences. T. 39°6 ; 39°8 le soir. Les douleurs ont un peu diminué, mais les points douloureux changent de place tous les jours.

11. — Ce matin, dyspnée ; 68 inspirations à la minute ; aux poumons, simplement quelques sibilances, et pourtant la malade est tellement suffoquée qu'elle a de la peine à parler. Toujours un peu d'albuminurie. T. 38° ; 38°4 le soir.

21. — Battements de cœur tumultueux et augmentant de force et de fréquence quand on appuie au niveau de la pointe du cœur, où se trouve cette zone très douloureuse. Amblyopie passagère, survenant par accès. T. 37°9 ; 38°5 le soir.

4 mai. — Plus de dyspnée, plus de fièvre, plus de points.

10. — Guérison complète.

3

La jeune malade de cette observation a eu trois infections successives: une par la rougeole et deux par la grippe. Nous écartons la possibilité du rôle joué par la rougeole, puisque cette dernière est entre les deux autres, et qu'il n'y avait aucun phénomène de névrose avant la dernière infection.

Notons la présence d'albumine : nous verrons plus tard le rôle qu'elle peut exercer dans la pathogénie de la névrose.

Observation XII

(*In* Thèse ULLIEL, p. 54 et 55)

(Due à la bienveillance de M. le Dr JOSSERAND)

C... (Eulalie) entre à l'hôpital le 6 mars 1890. Père et mère rhumatisants. Sa mère est oppressée dès qu'elle gravit un escalier, ne tousse pas, mais elle a des palpitations de cœur.

Pas d'enfant ; pas de fausse couche. La malade est réglée depuis l'âge de treize ans, mais assez irrégulièrement; depuis cette époque, pertes blanches abondantes. Rougeole et coqueluche en bas âge. La malade ne se souvient pas qu'étant en bas âge, elle fut essoufflée pour courir avec ses amies ; mais, depuis l'âge de quatorze ans, elle est un peu oppressée pour faire un effort. Depuis six ou sept ans, palpitations de cœur fréquentes. Jamais d'attaques de rhumatisme articulaire aigu ; seulement quelques douleurs rhumatismales dans les membres inférieurs depuis deux ans. C .. n'a jamais été bien robuste ; elle est très nerveuse et pleure facilement.

Le 5 janvier, brusquement, symptômes de grippe ; céphalalgie frontale et sus-orbitaire, douleurs lombaires, courbature générale, fièvre et perte d'appétit. *Quatre jours après,* bouffées de chaleur à la face, transpiration abondante. La malade fut prise dans son lit de syncopes, durant deux ou trois minutes, qui se sont renouvelées six fois en deux jours, suivies de sensations d'étouffement et de palpitations douloureuses. Depuis cette époque, la malade ne s'est pas relevée en raison de la grande faiblesse qu'elle ressentait. Elle avait à peu près perdu l'appétit. De plus, elle se laisse absorber par des idées noires, pleure facilement et ne peut rester seule une minute. Il y a dix jours, elle était reprise de suffocations parce qu'on la laissait cinq minutes seule chez elle. Elle est sujette à une constipation qui l'inquiète beaucoup, et c'est pour cela surtout qu'elle se fait recevoir à l'hôpital.

A son entrée, figure pâle, un peu d'amaigrissement, teinte subictérique des conjonctives. Faiblesse générale. Langue blanchâtre. Appétit très diminué; douleurs à l'estomac après l'ingestion d'aliments ; pas de vomissements. Céphalalgie peu fréquente.

Pas de troubles de la sensibilité générale au tact. Hyperesthésie ovarienne très marquée arrachant des pleurs à la malade. Pas de points douloureux le long de la colonne vertébrale. La marche est difficile en raison de la faiblesse générale. Les réflexes rotuliens sont normaux. Du côté de la vue, sensation de brouillard continuelle. Souvent diplopie. Rétrécissement du champ visuel très marqué à gauche, un peu moins à droite. Tremblement des mains.

10 mars. — Les palpitations de cœur ont diminué: la pointe bat dans le sixième espace. Léger dédoublement du deuxième bruit ne s'entendant pas à toutes les révolutions cardiaques. Souffle systolique au niveau de l'artère pulmonaire. Battements épigastriques très forts. Une amélioration sensible survient en quelques jours. Les forces reviennent et l'appétit reparait. La malade quitte l'hôpital le 20 mars presque complètement remise.

La malade est une prédisposée autant par ses antécédents héréditaires que personnels: c'est une nerveuse.

La névrose apparaît ici dans le cours de la grippe, dont l'effet principal est de plonger la malade dans un abattement général et profond.

L'hystérie est des plus nettes.

Observation XIII

(*In* Mémoire de Bidon, obs. XXXVI). — (*In* Thèse Ullieu, page 51).

Dame de vingt-huit ans, sans profession. La grippe commence le 24 juillet à cinq heures du soir; le 26, la fièvre tombe. Dans la nuit du 26 au 27, on me fait appeler chez elle pour un violent délire. Je la trouve très effrayée : elle a dormi jusqu'à une heure du matin ;

alors elle s'est réveillée en sursaut avec de violentes palpitations et suffocations causées par la *boule pharyngée*. Elle s'est d'abord débattue, puis a perdu à peu près connaissance (sans doute attaque convulsive); c'est alors que la bonne, entendant du bruit, donna l'alarme. Quand elle fut calmée, elle reconnut ses parents, rangés autour du lit, mais sans être rassurée, parce qu'au fond de son alcôve elle voyait des hommes noirs qui la menaçaient. Tout en sachant que c'était une illusion, *elle les voyait*. A mon arrivée, elle était un peu surexcitée, les yeux très brillants ; elle ne voulait ni rester seule ni s'endormir, parce qu'elle voyait des fantômes dès qu'elle fermait les yeux... Potion antispasmodique, encouragements. Le lendemain, à onze heures du matin, elle est bien, mais *elle a peur de voir les fantômes*. Je la fis boire et manger, et depuis elle va bien, sauf un peu d'émotivité durant quelques jours ; palpitations et boule pharyngée au moindre bruit.

Avant la grippe, pas d'attaques, caractère changeant et un peu craintif.

Cette observation est intéressante d'abord par la soudaineté des phénomènes hystériques, et ensuite et surtout, par le délire qui a persisté durant toute la névrose. Nous verrons plus tard que ce délire, comme le dit M. Mairet, est celui qui est caractéristique de l'infection grippale. Notons, de plus, que la guérison de la névrose n'est pas entière et qu'elle persiste, somme toute, l'infection une fois terminée.

Observation XIV

(*In* Mémoire BIDON, obs. XXXVII)

Dix-neuf ans, fille d'un paralytique général. Un peu de chlorose depuis quelques mois. Le 18 décembre, grippe *très bénigne*, durant à peine deux ou trois jours et sans localisation pulmonaire. Depuis, faiblesse, énervement : soubresauts et palpitations au moindre buit, parfois boule hystérique avec suffocation se terminant par des crises de rire involontaire et une envie de s'étirer. Douleurs vagues, quelques points de névralgie intercostale des deux côtés à la base du thorax. Le 2 janvier, au réveil, douleur violente et subite sous la clavicule

droite, sans fièvre, ni toux, ni expectoration, sans gêne de la respiration, mais causant beaucoup de chagrin. La poitrine est maigre, un
peu immobilisée à droite par la douleur, submatité bien délimitée sous
la clavicule avec conservation des vibrations locales, léger affaiblissement du murmure vésiculaire, expiration prolongée ; pas de râles ni
de retentissement de la toux. Malgré cette congestion du sommet du
poumon, qui m'inquiétait, je rassurais la malade et la traitais par les
sinapismes et le biphosphate de chaux. Le 3, la respiration se fait
bien, la douleur a disparu, les signes stéthoscopiques sont moindres :
traitement moral, promenade, castoréum ; en trois jours, tout a disparu. Aujourd'hui, excellente santé ; cette jeune fille va se marier.

Ici encore, nous avons une névrose qui est déterminée par
une grippe bénigne. C'est la forme mentale qui domine. N ous
voyons une application très efficace du traitement moral, dont
nous aurons l'occasion de parler. Quant à la question du mariage que l'auteur de l'observation nous annonce, nous verrons dans la suite ce qu'il faut penser de sa valeur thérapeutique.

Observation XV

(*In* Mémoire de BIDON, obs. XXXVIII)

Repasseuse, dix-sept ans, bien portante et réglée. Le 20 janvier,
grippe légère. Le 28, *pour la première fois de sa vie,* accès de violentes
palpitations de cœur, étouffement par une boule au gosier, sifflement
d'oreille, menace de perte de connaissance, quelques secousses des
membres, enfin, envie de pleurer. Cela s'est répété cinq à six fois jusqu'au 12 février. A la consultation externe je trouve : diminution de
force et de sensibilité à gauche. Je prescris fer, peptone, douches, promenades. Le 26 février elle est mieux ; elle n'a plus eu que deux accès ; sensibilité dans le même état.

Cette observation, qui est évidemment nette comme hystérie post-grippale, montre que le traitement tonique peut bien,
à lui seul, modifier la névrose, mais qu'il est incapable d'en

changer le fond, et qu'il y a un autre traitement à lui ajouter.

Observation XVI

(*In* Mémoire BIDON, obs. LXXXIII)

Ménagère, trente-deux ans, anémie et un peu de métrite ancienne ;
irascibilité. A seize ou dix-sept ans, attaque de nerfs après violente
colère. Grippe nerveuse, *très vite guérie ;* après, affaiblissement, ova-
ralgie droite sans lésions de l'utérus ni des annexes. Un peu plus tard,
gastralgie et douleurs à l'hypochondre droit, et accès, surtout au
commencement de la nuit, où s'ajoute la boule au gosier, des maux
de tête et un état demi-syncopal. Bientôt surviennent encore des raideurs dans les jambes, crampes des deux mollets, surtout à droite avec
hyperesthésie et hyperalgésie droites. Champ visuel droit un peu re-
tréci sans dischromatopsie. Les douleurs thoraciques et les raideurs
étaient plus fortes quand elle voyait son amie, hystérique, en crise ou
crachant du sang.

Le 31 mars, je lui donnai son *exeat*, la trouvant guérie momentanément par les douches.

Nous voyons nettement, dans ce cas, la fâcheuse influence
que peut exercer la vue d'une névrose sur une névrosée pré·
disposée. A propos du traitement, nous reviendrons sur cette
question, et nous verrons que c'est là une des raisons pour laquelle l'isolement du malade est si fortement conseillé.

Observation XVII

(*In* Mémoire BIDON)

Journaliste, trente et un ans, alcoolique, arthritique, foie gros, nerveux et emporté. *Grippe légère*, et, pendant la convalescence, crises
d'énervement avec boule au gosier terminée par larmes et urines
abondantes. Tout rentre vite dans l'ordre.

Cette courte observation est très instructive au point de vue pathogénique. Il semble, en effet, que l'intoxicaton hépatique soit plus forte que dans toutes les autres. L'infection grippale semble être moindre. L'examen du foie et l'excrétion des urines prouvent que la non-élimination des toxines fabriquées par l'organisme peut relativement créer la névrose, ce dont nous allons parler dans notre chapitre de pathogénie.

Observation XVIII

Un cas d'hystérie chez une enfant de six ans à la suite de l'influenza, par T.-C. RAILTON

(In *the Lancet*, n° du 10 octobre 1891)

Traduction due à l'amicale obligeance de M. Gayte, professeur de langues vivantes à Draguignan.

Mary T...., âgée de six ans, fut admise à l'hôpital le 4 juin 1891. Voici l'historique de sa famille : le père, la mère et trois autres enfants (quatre ans, sept ans et dix ans) jouissent *tous d'une très bonne santé.* Il n'y a pas de cas d'hystérie, de démence ou d'autre affection nerveuse chez n'importe quel membre de cette famille. Un enfant mourut de convulsions pendant sa dentition. La malade était née naturellement, fit ses dents de bonne heure et marcha avant qu'elle ne fût âgée d'un an. A l'exception de malaises d'enfants, *elle a eu une belle et bonne santé,* bien que jamais corpulente ; et, quoiqu'elle ne soit pas allée à l'école, elle connait ses lettres, peut compter et a toujours été remarquée comme l'enfant la plus brillante et la plus intelligente de la famille.

Vers le milieu de mai, le père fut soudainement pris d'influenza et tenu au lit pendant une semaine. Quatre jours après, le plus jeune enfant de la famille fut saisi de la même maladie; et, le jour suivant, les trois autres enfants, y compris la malade, en furent frappés. La mère n'échappa point tout à fait à la maladie, mais ne resta jamais au lit. Mary l'eut beaucoup plus sérieusement que tous les autres ; elle présenta les symptômes ordinaires : violents maux de tête, haute température, etc., et on dit qu'elle fut totalement inconsciente pendant environ dix jours. Depuis cette atteinte, la convalescence a été lente et elle peut maintenant s'asseoir sur son lit, mais elle n'a ni marché ni parlé depuis le début de la maladie.

Etat au moment de l'admission. — Elle est couchée dans un état très apathique mais est parfaitement consciente. Ses yeux errent d'une manière furtive, ou, quand ils sont fermés, ses paupières sont dans un état constant de blépharospasme. Lorsqu'on lui donne une poupée, elle la tient sans intérêt et ne s'en amuse pas. Un examen attentif montre qu'il n'y a aucune lésion au cœur, aux poumons ni à l'abdomen ; l'urine ne contient pas d'albumine, la langue est nette et les intestins sont un peu constipés ; les pupilles sont très dilatées, mais réagissent à la lumière. Elle est mince mais a bonne couleur aux joues. Tous les muscles réagissent naturellement à l'électricité, et il n'y a aucune paralysie dans le mouvement ; quand elle ouvre la main droite, celle-ci est affectée d'un spasme clonique onduleux ; la gauche est affectée de la même manière, mais à un degré moindre. Quoiqu'elle ne parle jamais, elle crie beaucoup avec une sorte de perpétuel glapissement, qui provient évidemment du larynx.

Le 8 juin, on l'a fait asseoir sur son lit ; elle tourne la tête lentement d'un côté et de l'autre comme une imbécile et paraît faire peu attention à quoi que ce soit. Il faut la faire manger. Bien qu'elle paraisse idiote, il est très clair qu'elle comprend ce qu'on lui dit. Tous les efforts pour la faire marcher ont été vains. Elle est tout à fait insensible à la piqûre d'une épingle à n'importe quelle partie de la tête, du corps ou des membres, même lorsque des parties aussi sensibles que le dessous des ongles, des doigts et des orteils, sont choisis comme siège de l'expérience.

Quand elle est sortie du lit et soutenue sous les bras, elle tient ses jambes à angles droits avec le tronc, avec persistance jusqu'à ce que l'épuisement physique la contraigne à les baisser ; traitée ainsi, elle peut à peine se tenir debout en étant soutenue légèrement.

15 juin. — La malade peut maintenant réussir à faire seule quelques pas, mais bientôt elle commence à chanceler, et elle tomberait, si elle n'était pas soutenue ; elle est encore totalement anesthésique, elle paraît plus sensible, mais ne parle pas. Il y a toujours un mouvement dans la main droite, mais il est généralement confiné aux doigts, spécialement à l'index, qui se meut latéralement même lorsque la main est au repos ; parfois la main gauche a le même mouvement mais il n'est pas continu. Elle donne la main ou sort la langue, quand on le lui dit ; elle peut très bien ramasser une épingle avec l'une ou l'autre main. Pendant ces quelques derniers jours, elle a été contrainte à

se nourrir elle-même. Le traitement a consisté en courant faradiques et en douches froides.

18 juillet. — Depuis le dernier bulletin, la malade a réalisé des progrès constants ; l'analgésie est devenue de moins en moins marquée, de sorte qu'à présent la piqûre d'une épingle à n'importe quel endroit est nettement ressentie. La marche est presque devenue normale, et elle va chaque jour de son lit à une salle contiguë. Les mouvements particuliers des mains ont entièrement cessé et elle prend sa nourriture bien aisément. L'on a éprouvé et l'on éprouve encore la plus grande difficulté à l'obliger de parler. Cet acte, elle ne le fait jamais, excepté par contrainte ; et, même alors, elle se contente de proférer en glapissant seulement les mots qu'on lui dit de prononcer, tels que son propre nom, « oui » et « non », etc... Elle ne parle jamais spontanément ni ne forme une phrase suivie.

20. — Elle a été renvoyée chez elle.

23.— Elle est revenue comme malade du dehors ; elle parle plus distinctement et sourit quand on plaisante avec elle ; elle paraît beaucoup plus intelligente.

6 août.— Amenée de nouveau à l'hôpital. Elle a presque repris son état normal, demande ce dont elle a besoin et joue comme à l'ordinaire avec les autres enfants. Sensation parfaite.

Cette observation détaillée est très intructive à plusieurs points de vue.

Elle nous démontre, en effet, avec quelle rapidité la contagion de l'influenza peut se faire. Ce fait est banal aujourd'hui, mais il ne l'était pas encore lorsque l'observation a été publiée.

Nous voyons de plus ici encore la névrose apparaître chez une jeune fille, sans antécédents héréditaires ni personnels, au moment de la convalescence grippale, c'est-à-dire après cet affaissement général procuré par l'infection même, et dont nous aurons l'occasion de reparler plus tard.

Bien qu'on ne trouve dans cette observation aucun stigmate hystérique, il est certain cependant qu'elle fait bien partie du groupe dont nous nous occupons. Cet état mental, cette anesthésie générale, sont évidemment des phénomènes de nature hystérique.

Observation XIX

(*In* Thèse de Crespin, page 31)

(Due à M. Teissier)

Mme X..., de Roanne. *Antécédents héréditaires.* — Arthritisme.

Antécédents personnels. — Anémique autrefois, métrite hémorragique.

Le 5 janvier 1890, elle est atteinte de l'influenza : la maladie dure *à peine deux jours.*

24. — Phénomènes d'hystérie : la crise clonique se développe à la suite de l'administration de la limonade Rogé. Vertige oscillatoire, sensation de jambes coupées. Ovarie gauche, espèce de crise angineuse avec douleurs dans le bras gauche.

De nouveau ici nous sommes en présence d'une névrose consécutive à une infection de peu de durée. Elle se développe chez une personne prédisposée autant par ses antécédents héréditaires que personnels.

Observation XX

(Grasset. *Montpellier médical*, 1894, n° 22, page 435 et suivantes)

Le malade occupe le n° 7 de l'une de nos annexes de la salle Martin-Tisson. Son observation a été prise par notre distingué confrère de l'armée, le Dr Pégurier.

Il s'agit du soldat B... du 142e de ligne, âgé de vingt-deux ans, cultivateur, au régiment depuis le 15 novembre 1892. Son père est âgé de cinquante-trois ans et très sujet à s'enrhumer. Il est malade tous les hivers, ne mange pas, tousse fréquemment, et n'a jamais craché de sang. Sa mère est bien portante. Il a un frère en bonne santé et une sœur de même. Un autre frère, d'une constitution très faible, est mort à dix-huit ans, à la suite d'une maladie de très courte durée, ayant déterminé une hématémèse abondante.

Le malade a joui d'une bonne santé jusqu'à l'âge de huit ans. A cette époque, il eut quelques palpitations de cœur, s'accompagnant d'œdème des membres inférieurs, accidents qui forcèrent le malade à garder le lit pendant dix-huit jours. Aucune affection nouvelle ne survint jusqu'à l'âge de quinze ans. A cette époque, au mois de mai, il contracta une fièvre scarlatine, qui dura vingt-huit jours et qui laissa le malade dans un état de faiblesse extrême. C'était là la première infection. Un mois après, le 4 ou 5 juin, survint une crise dans les circonstances suivantes : des douleurs abdominales peu intenses apparurent tout d'abord ; leur intensité s'accrut peu à peu à un tel point que le malade fut pris d'une dyspnée notable. En même temps, il ressentait une constriction de la gorge, empêchant tout mouvement de déglutition. Il y avait là une observation délicate, et le premier diagnostic, après une scarlatine, n'aurait pas été celui d'hystérie, mais plutôt celui d'urémie.

Puis, soudain, le malade perdit connaissance. Lorsqu'il revint à lui, au bout de deux heures environ, il fut pris d'une faiblesse extrême qui dura une quinzaine de jours et qui s'accompagna de sensations vertigineuses et de céphalalgie.

Tous ces symptômes nous permettaient de penser à la possibilité de l'urémie, lorsque apparut un accident dont l'importance est discutable, mais qui pourrait faire songer à l'hystéro-traumatisme. Au mois de juillet de la même année, un rouleau servant à dépiquer les grains de blé lui passe sur la jambe gauche et lui fait une blessure profonde qui le maintient au lit pendant trente-cinq jours. Il ne put reprendre son travail que trois mois après.

L'année suivante se passa dans d'excellentes conditions, mais au mois de juin il eut une crise analogue à celle de l'année précédente, mais qui fut remarquable par sa grande intensité. Depuis ce temps, les crises se reproduisent à la même époque à un jour près.

Arrivé au régiment le 15 novembre 1892, il fait bien son service, prend part aux marches et aux manœuvres, sans s'arrêter une seule fois. Il n'est jamais venu à la visite. On ne relève chez lui ni alcoolisme, ni arthritisme, ni syphilis.

Le 8 juin 1892, commença la maladie actuelle : le malade était à l'exercice au terrain de manœuvres, lorsqu'il ressentit tout à coup de vives douleurs dans l'abdomen. Ces douleurs s'accompagnaient de sensations de vertige si intenses, qu'il fut obligé de sortir des rangs. Il put cependant rentrer à la caserne avec sa compagnie. Il vint à la visite et fut exempté de service. Alors, il se couche sur son lit et se sent pris d'oppression. Les douleurs abdominales deviennent plus violentes, le vertige plus intense. En même temps, il sent sa gorge se serrer, sans toutefois ressentir la sensation de boule. Ces phénomènes prennent peu à peu une intensité plus grande et le malade perd connaissance.

Appelé aussitôt, le docteur put constater les signes suivants : les membres supérieurs sont en résolution, les membres inférieurs sont dans un état de contraction assez marquée. Les paupières sont contracturées ; mais, si on les entr'ouvre, on voit que les globes oculaires sont convulsés en haut et à droite. Les pupilles, dilatées, ne réagissent pas à la lumière. La face est pâle, les lèvres anémiées.

On constate une anesthésie totale du corps, sauf à la partie supérieure et interne des cuisses, où la sensibilité est conservée, quoique très atténuée. La langue ne présente aucune trace de morsure. Pas d'écume sur les lèvres.

De temps à autre, se produisent quelques convulsions sans caractère particulier bien net. Le corps aurait quelque tendance à se voûter en arc de cercle. Pas d'émission anormale et involontaire d'urine ou de matières fécales, pas de vomissements. La respiration est normale, quoique ralentie, les battements du cœur sont faibles, mais normaux. Le pouls est petit, lent, mais régulier. Des vapeurs ammoniacales n'amènent aucune réaction de la part des muqueuses olfactives. La flagellation et les frictions faites sur le tronc et les membres n'ont aucun effet, à part toutefois celles qui sont pratiquées sur la partie supérieure des cuisses.

Seule, la pression du testicule gauche détermine une douleur assez légère au début, douleur qui se manifeste aussitôt sur la physionomie du malade. Sous l'influence de cette pression, la face reprend sa coloration normale et même se congestionne.

Quelques mouvements de réaction se produisent, et, la douleur devenant plus intense, le malade reprend peu à peu connaissance. La crise avait duré deux heures environ. On l'apporte à l'infirmerie, où il se plaint d'être très faible.

Actuellement, les mouvements des membres sont normaux, on ne relève pas d'incoordination motrice. Le signe de Romberg fait défaut. La marche n'offre aucun caractère particulier à noter. La force musculaire, très diminuée, est un peu plus forte du côté gauche que du côté droit.

La sensibilité au contact est presque abolie. On constate une anesthésie complète de tout le corps, sauf à la partie supéro-interne des cuisses, où elle est conservée, quoique très atténuée.

L'anesthésie à la douleur est complète sur toute la partie antérieure du tronc et des membres, excepté dans une zone de la face dorsale du pied droit. Elle est aussi complète à la partie supérieure du tronc et des membres supérieurs, sauf sur une ligne correspondant aux apophyses épineuses des corps vertébraux et en deux régions peu étendues à la partie inférieure et sur le trajet de cette ligne. La sensibilité est conservée, bien qu'amoindrie, dans les deux régions fessières et à la partie postéro-interne des cuisses, cependant la douleur paraît plus accusée du côté droit.

La sensibilité à la température est conservée dans les zones où la sensibilité au toucher persiste. Il y a abolition de la sensation gustative : une solution de sulfate de quinine est insipide, elle paraît même un peu sucrée. Le sens de l'odorat est intact.

Les réflexes rotuliens sont normaux ; le réflexe crémastérien du côté gauche est un peu atténué, il est normal du côté droit.

Les réflexes cornéens sont conservés, celui de gauche est un peu atténué. Le réflexe pharyngien est conservé, les réflexes pupillaires se produisent, mais ils sont lents et peu marqués.

On ne relève aucun trouble trophique. Pas de troubles auditifs.

L'acuité visuelle est normale, mais les yeux se fatiguent rapidement, et la vue se trouble avec une extrême facilité. Pas de rétrécissement du champ visuel, pas d'anomalie dans la perception des couleurs.

Le malade accuse des vertiges, des céphalalgies fréquentes et des bourdonnements d'oreille. Pas de tremblement spontané, ni de tremblement de la langue.

Les pollutions nocturnes sont fréquentes, les urines sont pâles et un peu troubles, mais ne renferment pas d'albumine.

Le cœur est normal. Le poumon gauche présente un peu de rudesse respiratoire et un peu d'expiration prolongée.

Le malade se plaint ordinairement d'inappétence, cependant la digestion se fait bien. Pas de diarrhée, ni de constipation.

Le foie, diminué de volume, ne descend pas plus bas que la neuvième côte. En ce moment tout est guéri.

Nous sommes évidemment en présence ici d'un cas d'hystérie post-grippale. Le diagnostic, en suspens pendant quelque temps, s'est, en effet, confirmé lorsque l'on a pu constater la zone hystérogène au niveau du testicule gauche, l'anesthésie, la dilatation pupillaire et la paralysie des membres. Quant à l'influence de la première infection scarlatineuse, nous nous gardons bien de la dédaigner, et avouons qu'elle peut avoir contribué au développement de la névrose, ce qui, on le voit, diminue la valeur de notre observation. Toutefois, nous pensons malgré cela qu'elle n'a fait que préparer un peu le terrain, et que l'infection grippale seule a déterminé la névrose. Cette dernière, en effet, ne se déclare que sept ans après l'infection scarlatineuse ; au contraire, brusquement après la grippe, elle éclate avec tout son cortège de symptômes. N'est-on pas en droit de considérer l'infection grippale comme l'agent provocateur de l'hystérie ?

Observation XXI

(GRASSET, *Montpellier médical*, 1894, n° 22, page 439)

Il s'agit du soldat M.., âgé de vingt et un ans, du 2ᵉ génie, entré le 1ᵉʳ février, au n° 1 de la salle Martin-Tisson. Du côté paternel, nous n'observons pas d'hérédité névropathique. Son grand-père est mort de la variole en 1870, il ignore s'il était nerveux et alcoolique. Sa grand'mère paternelle vit encore, a soixante-dix-huit ans, mais n'a pas été nerveuse; son père, cinquante et un ans, est bien portant, il se met facilement en colère, mais il n'est pas alcoolique.

Du côté maternel, sa grand'mère mourut jeune, mais il ne nous fournit sur elle aucun renseignement. Sa mère a cinquante ans : elle eut la variole en 1870. Elle est très nerveuse et a des crises de nerfs depuis qu'il la connaît. Ces crises sont fréquentes, lorsqu'elle est fatiguée. Elle tombe, perd connaissance, mais ne fait pas de mouvements désordonnés. Enfin, elle est très émotive.

La malade a un frère et trois sœurs, tous bien portants; aucun d'eux n'est nerveux. Il ne peut fournir aucun renseignement sur les autres membres de sa famille. Jusque-là nous remarquons surtout une hérédité névropathique du côté maternel.

Quant au malade, nous savons qu'il a eu la grippe il y a quatre ans. Étant jeune, il était vif, s'emportait très facilement; il eut une première crise de nerfs entre dix et onze ans, mais il ignore absolument la cause occasionnelle de cette crise, il ne se rappelle pas s'il a eu peur, ou si elle arriva à la suite d'un traumatisme. En somme, ici, l'infection initiale, si elle a eu lieu, nous échappe, aussi bien que toute autre étiologie.

Le malade ne peut pas nous fournir des renseignements sur l'évolution et la durée de la crise; il ne se rappelle pas s'il a perdu connaissance. Ces crises se sont reproduites par la suite, mais il ne se rappelle pas au bout de combien de temps elles se répétaient. Tout ce qu'il peut dire, c'est qu'elles étaient très espacées; il restait plusieurs mois sans en avoir. Au moment de la puberté, ces crises ne sont pas devenues plus fréquentes. En somme, on n'a pas de renseignements sur ces crises, le malade ne se rappelle de rien et, ce qui frappe à l'interrogatoire, c'est le vague de ses réponses.

Passons maintenant à son histoire actuelle. Il rentra au régiment le 16 novembre et ne fit pas de réclamation au conseil de révision. Sa première crise eut lieu au régiment, une huitaine de jours après qu'on l'eut vacciné, au moment où le bras lui faisait mal. On pouvait ici se demander si c'est le traumatisme ou l'infection qui déterminèrent la crise. Mais, il eut une vraie poussée d'hystérie le 28 janvier, au moment de l'apparition de la grippe qui le fit entrer à l'hôpital. Il eut ce jour-là une attaque absolument typique.

Le jeudi 1er février, il eut la dernière. Celle-ci a été observée par le médecin-major Morer, qui l'a notée de la façon suivante : « L'attaque eut lieu subitement, l'homme tombant d'une façon foudroyante et paraissant inattendue pour lui. La chute est arrivée au moment où il sortait de l'infirmerie pour aller dans le jardin.

» L'attaque se compose d'une longue convulsion tonique qui paraît prendre tous les muscles du tronc et des membres qui sont complètement tétanisés, avec tendance à conserver la position dans laquelle on les place. En même temps, tendance de la nuque et du tronc à se mettre en arc, avec position du corps sur un des côtés. Il y a de l'écume blanche à la bouche, l'insensibilité paraît générale, la face est congestionnée, la pupille est dilatée et insensible à la lumière.

» L'attaque prend fin par une détente générale, mais le redressement en position verticale, l'homme étant couché, fait reparaître l'attaque, et, à mesure que les attaques cessent et qu'on les fait reprendre, elles paraissent prendre de l'amplitude, les symptômes prenant une accentuation de plus en plus grande. L'attaque s'est reproduite ensuite spontanément et puis a cessé de même. »

Telle est la description du docteur Morer qui envoie le malade à l'hôpital avec le diagnostic hystérie convulsive. Le jour de son arrivée, 1er février, à un examen sommaire, on constate une anesthésie absolue des membres supérieurs des deux côtés, en même temps qu'une anesthésie moins forte des membres inférieurs et de la face. Le champ visuel est extrêmement rétréci, il n'y a pas d'abolition du réflexe pharyngé, mais le réflexe cornéen n'existe pas. Au niveau de la zone pseudo-ovarienne, la pression détermine de la douleur avec sensation d'étouffement au gosier et angoisse de la face. Le malade est un peu rouge.

Sa grippe continua à évoluer pendant quelques jours, sans localisations respiratoires, ni pharyngées, et pendant ce temps il n'eut pas de nouvelles crises. Le 10 février, le malade a l'air un peu concentré sur lui-même ; il répond lentement, avec peine, et ne peut donner aucun renseignement sur la marche de sa maladie. Il ne se souvient de rien. La sensibilité au contact est diminuée dans toute l'étendue du corps, des deux côtés, également à droite et à gauche, peut-être un peu plus dans les membres inférieurs que supérieurs.

La sensibilité à la douleur est très diminuée par tout le corps, mais non abolie. Pour que le malade déclare souffrir, il faut le piquer fortement; mais on ne peut pas, comme lors du premier examen, lui traverser la peau sans douleur.

La sensibilité au froid et au chaud paraît normale.

Le réflexe pharyngé est très bien conservé ; le réflexe conjonctival est aboli. Les pupilles se contractent bien à la lumière. Le réflexe rotulien est un peu exagéré ; il y a aussi exagération du réflexe antibrachial.

La pression de la zone pseudo-ovarienne est douloureuse et détermine une sensation d'étouffement au gosier avec anxiété de la face. La pression des points sous-mammaires et de l'angle de l'omoplate est douloureuse, mais bien moins que la zone pseudo-ovarienne.

Le malade de cette observation est un prédisposé par ses antécédents héréditaires et par ses antécédents personnels.

Les vagues renseignements que nous avons sur les crises qu'il éprouvait dans sa jeunesse, nous forcent à rester dans le doute pour caractériser son état, mais toutefois nous suffisent pour affirmer que c'était un nerveux.

Le rôle de la grippe néanmoins est des plus nets·ici encore. Ce n'est, en effet, qu'après cette infection que la névrose se confirme et devient caractéristique.

Observation XXII

(In *Montpellier médical*, 1895, n° 20)
(Par M. le Dr DARGELOS, d'Aix-en-Provence)

Mme A..., cinquante-trois ans, non réglée depuis six ans. Tempérament lymphatique. Arthritique sans symptômes appréciables d'artério-sclérose (rhumatismes musculaires qui ont nécessité deux cures à Lamalou et à Aix-les-Bains. Urines riches en urates, tendance à l'obésité). A habité, avant de venir à Aix, Paris, Constantinople et les îles de l'Archipel ; n'a jamais eu de fièvres paludéennes ni de troubles intestinaux, n'a jamais présenté d'accidents nerveux.

La suppression des règles a eu lieu sans autres troubles qu'une recrudescence de son rhumatisme musculaire, dont elle souffre encore quelquefois, surtout aux régions deltoïdiennes, et l'apparition d'une sciatique peu intense, qui semble alterner avec les rhumatismes des épaules.

Fièvre typhoïde à vingt ans.

Antécédents héréditaires. — Père goutteux, décédé à l'âge de soixante-quinze ans. Mère morte de pneumonie à l'âge de soixante-douze ans, après une vie passée dans un parfait état de santé. Tante paternelle atteinte de coliques hépathiques. Les grand-père et grand'-mère maternels sont morts âgés (sans autre renseignement); une sœur, âgée de quarante-six ans, très bien portante.

Pendant le courant du mois de janvier 1895, Mme A... a dû supporter des fatigues assez grandes par suite des soins qu'elle a eu à donner à son mari atteint de crises d'asthme. Le 6 février, elle a passé la nuit près du lit de M. A...

4

Le 8 février, au matin, elle a ressenti en se levant des frissons er-
ratiques et une céphalalgie frontale survenue subitement. Elle est
obligée de se remettre au lit. Il survient de la douleur dans les
muscles de la nuque. Antipyrine 0,50 et 0,50 de poudre de Dower.
Bouillon.

Le soir, disparition de la céphalalgie, qui est remplacée par des
coliques très vives. T. 39°5.

Dans la nuit du 8 au 9, douze selles diarrhéiques, s'accompagnant
de douleurs atroces, sans vomissements.

Rien, dans l'alimentation prise le 7, n'expliquait ce dérangement.
Mme A... suit, du reste, un régime ordinaire très simple. Je la vois à
minuit. T. 38°7. Piqûre de morphine. Cachets contenant : salicylate
de bismuth 0,40, poudre d'opium brut 0,02, benzonaphtol 0,20. Un
toutes les trois heures. Chaleur sur le ventre. Boisson albumineuse
pour combattre la soif. Vers cinq heures du matin, les douleurs de la
diarrhée cessent. Sudation abondante.

9. — A dix heures du matin, je constate une chute complète de la
température. Mme A... me dit qu'elle ne sent plus aucun malaise, sauf
de la fatigue et un grand besoin de sommeil. Cessation des cachets
précédents. Régime lacté. A six heures du soir, T. 37°8 ; état général excellent.

10. — Nuit très bonne. Potages au lait, œuf en coque, fruits cuits.
Aucune fatigue dans la journée.

11. — Mme A..., après avoir passé une excellente nuit, veut se lever pour aider sa bonne à compter le linge de la blanchisseuse. Elle
lui dit qu'elle sent un peu de lassitude dans les jambes, mais qu'elle
est très bien et qu'elle a faim : on lui sert un œuf en coque qu'elle
prend avec plaisir ; elle va ensuite s'occuper de son linge. Elle note
sur son livre les quantités qu'elle reçoit et celles qu'elle donne ; elle
établit le compte de la blanchisseuse et fait ensuite, pour sa bonne, la
note des provisions à faire pour la journée et celle du lendemain. Elle
quitte alors sa cuisine pour rentrer dans son appartement : il est neuf
heures quarante-cinq du matin. A dix heures, le marchand de lait
sonne ; la cuisinière, ne sachant pas la quantité qu'il faut prendre,
appelle Mme A... qui ne répond pas ; elle ouvre la porte de sa chambre, et, ne l'apercevant pas, elle va la chercher dans la chambre de
son mari qui lui répond qu'elle n'y est pas. La bonne retourne vers la
chambre de Mme A... et y pénètre ; elle la trouve alors assise dans
un fauteuil, les bras pendants, la face très pâle, la bouche un peu dé

viée à droite, les yeux entr'ouverts. Sur ses cris, M. A... accourt ;
Mᵐᵉ A... est inerte, sans parole et sans mouvement.

Je la vois à dix heures quarante. La parole est un peu revenue ;
Mᵐᵉ A... est encore assise dans son fauteuil et me dit : « Qu'est-ce
que c'est?... qu'ai-je eu? Enfin... c'est très drôle... Je ne pouvais
pas parler. » Elle se lève, passe devant sa glace, se tient debout pour
ramener ses cheveux et se coiffe seule. La bouche n'est plus déviée.
Les pupilles sont égales et sensibles. Il n'y a aucun trouble de la motilité. Elle s'inquiète avec sa bonne de l'avenir de son mari. J'ordonne
le repos au lit. Je songe à une poussée congestive d'une lésion latente,
un foyer de ramollissement, par exemple. Cataplasmes sinapisés. La-
vement laxatif. Potion avec valérianate de quinine 0,60 et bromure de
sodium 3 grammes. T. 37°3. P. 68. Bruits du cœur bien rythmés

11, midi. — Mᵐᵉ A... ne peut plus parler. Je la vois à une heure
La physionomie est calme, même souriante ; quand je lui demande ce
qu'elle éprouve, elle me répond : « Oui..., oui..., oui... » C'est la
seule réponse qu'elle puisse faire à toutes mes questions. Je la prie de
ne pas faire d'effort de parole et de me répondre par signes. Dites :
« Je veux manger. » — R. « Oui..., oui..., oui... » — Je ne vous
demande pas si vous voulez manger. Dites par signe : « Je veux manger... » Elle fait immédiatement le geste significatif. « Tirez la langue. » Elle tire immédiatement la langue. « Donnez-moi la main gauche. » Elle me donne la main gauche. « Donnez-moi à présent la main
droite. » Elle me donne la main droite aussi facilement que la gauche
(ce qui m'a du reste surpris). « Remuez la jambe droite. » Elle relève
la jambe droite. « Remuez la jambe gauche. » Elle relève la jambe
gauche. « La tête vous fait-elle mal à gauche? » — R. « Oui..., oui...»
— « La tête vous fait-elle mal à droite? » — R. « Oui..., oui... » —
« Ne me parlez pas, répondez par signes. La tête vous fait-elle mal à
droite? » — R. Signe affirmatif. « La tête vous fait-elle mal à gauche? — R. Signe négatif. Pendant tout ce temps, elle fixe sur moi un
regard très intelligent. Il n'y a aucune trace de paralysie dans les
muscles des yeux. Les pupilles sont, des deux côtés, sensibles à la lumière ; la pupille gauche paraît plus rétrécie que la droite. « Ce ne
sera rien, lui dis-je, nous allons bien vous soigner et cette crise sera
passagère comme celle de ce matin. » Elle fait un signe de doute en
branlant la tête et son regard a une expression de soumission.

L'intelligence est parfaitement conservée ; la motilité est intacte.
Mais il existe une anesthésie complète de tout le côté droit : face,

bras, tronc, membre inférieur. Pendant que je recherche les troubles
de la sensibilité, très vive à gauche et assez émoussée sur tout le côté
droit pour me permettre de fixer des épingles sur la peau, je constate
à la main une différence marquée de la thermalité au préjudice du
côté droit. Cette sensation me suggère l'idée de faire des applications
locales du thermomètre au bras et à la cuisse.

Je quitte la malade pour aller préparer un thermomètre. Je colle
sur la cuvette une bande de caoutchouc, de façon à recouvrir le tiers
de sa surface. Revenu chez Mme A... (2 h. 1|2), je constate à la main
les mêmes différences de sensation et j'applique successivement, en des
points symétriques, le thermomètre sur les bras et les cuisses droite
et gauche. La partie non recouverte de la cuvette est appliquée sur la
peau, et la cuvette est maintenue à l'aide d'une cravate de gaze. La
durée de l'application a été d'un quart d'heure pour chaque partie
observée.

T. du bras gauche.......... 35°1
— du bras droit............ 33°2
— de la cuisse gauche ...... 35°
— de la cuisse droite....... 33°4

Les indications thermométriques, malgré les imperfections, pouvant
résulter de la difficulté d'application de l'instrument, sont en accord
parfait avec les sensations éprouvées par la main. C'est, en effet, la
netteté de ces dernières qui a fait que j'ai eu la curiosité d'employer
le thermomètre.

Un flacon de sels anglais, placé sous la narine gauche, fait exécuter
à Mme A... un mouvement de recul. L'application sous la narine
droite la laisse insensible. C'est aussi la joue droite qui est insensible ;
la main, appliquée sur une et sur l'autre, ressent une différence bien
marquée de la température au préjudice du côté droit.

Mme A... suit mes recherches avec curiosité ; elle sourit quand je la
pique à gauche, elle dit : «Ah ! oui » ; quand je la pique à droite, elle
dit : « Oui, oui. » Les deux pupilles sont sensibles à la lumière. Du
côté droit, elle est manifestement rétrécie. Les deux conjonctives sont
comme à l'état normal sans arborisations sanguines. Elles semblent
sensibles toutes les deux ; cependant le réflexe est plus accentué à
gauche. Les réflexes rotuliens n'ont pas été examinés. Révulsifs aux
membres inférieurs. Continuation du bromure et de la quinine.

Mme A... a rendu 400 centimètres cubes d'urine depuis huit heures du matin (densité, avec correction de la température du liquide : 1007, sans albumine).

12. — Même état du pouls. T. 37° : même différence de la thermométrie locale à 0°02 près; persistance de l'anesthésie droite, même différence de la température à la sensation ; intelligence parfaite : la malade ne fait que des signes et se fait ainsi très bien comprendre.

Nous lui demandons de vouloir écrire son nom ; on lui donne un crayon. Elle le prend, le place dans sa main dans la position voulue, mais elle le regarde avec étonnement, le lâche, le reprend, le serre, le lâche encore, le reprend et le serre de nouveau en faisant signe : donnez-moi le papier. Elle tient celui-ci sur un livre avec la main gauche et vient résolument pour mettre son nom ; — mais elle ne trace que des lignes irrégulièrement brisées, comme une choréique. Elle essaie de nouveau, commence le jambage de la première lettre de son nom : M, et, ne réussissant pas mieux qu'avant, elle nous rend le tout en haussant les épaules et en nous faisant signe qu'elle ne peut pas.

13. — Même état. Émulsion de ricin par cuillère à café, toutes les heures, pour combattre la constipation qui a remplacé la diarrhée. Continuation du bromure, de la quinine, du régime lacté. Le 13 au soir, lorsque j'entre dans la chambre, la malade répond avec justesse aux demandes par oui ou non, selon le cas. D. Comment allez-vous ? R. Mieux. — D. Voulez-vous prendre du lait ? R. Non. — D. Aimeriez-vous mieux prendre du bouillon ? R. Oui. — Dormirez-vous cette nuit ? R. Ah !

14. — Lorsque j'arrive, la bonne me dit : « Madame va mieux, elle a passé une bonne nuit, elle parle un peu. » J'entre, Mᵐᵉ A... se met à rire et me dit tout de suite avec un grand air de satisfaction : « Bonjour, Docteur... » D. Comment vous sentez-vous ? R. Je vais mieux. D. Comment avez-vous passé la nuit ? R. J'ai bien dormi. — Mᵐᵉ A... prononce aussi certaines phrases, mais elles sont toutes de deux ou trois mots. Si elle veut prononcer une phrase plus longue, comme celle-ci qu'elle a voulu prononcer : « Je voudrais manger des huîtres à mon déjeuner, » elle dit bien « je voudrais manger, » puis elle brodouille : « Voui, voui, voui, je voudrais manger.... » ; elle recommence ainsi quatre fois et finit par dire : « Je ne peux pas. »

Je lui dis alors : Vous voudriez manger un potage ? — R. Non, pas ça. — D. Quoi donc ? — R. Huîtres.

L'écriture s'améliore de la même façon; elle écrit assez bien. « Je vais mieux. » Je veux lui faire écrire « Je voudrais manger des huîtres à mon déjeuner ». Elle écrit «Je voudrais manger — assez lisiblement ; le reste de la phrase n'est qu'un griffonnage qui la fait rire et lui fait dire : « Comme c'est drôle. »

En mettant la main sur son bras droit je le trouve plus chaud que la veille. Comparant les sensations données par la température au contact des deux bras, je ne saisis pas une grande différence. Application du thermomètre :

T. du bras gauche....... 35°3
— du bras droit........ 34°6
— de la cuisse gauche.... 35°2
— de la cuisse droite..... 34°1

La malade sent les piqûres d'épingle à droite et sur tout le côté droit. Elle ne distingue deux piqûres faites en même temps que lorsque les deux épingles ont 0,04 centimètres d'écartement.

15. — La température est égale des deux côtés. Elle est même supérieure à droite de 0°,02. Je suppose, malgré les précautions prises, que cela tient à la manière dont le thermomètre a été recouvert et maintenu.

L'anesthésie a entièrement disparu, les deux piqûres sont ressenties avec un écartement de 0,009 millimètres.

La malade prononce des phrases complètes, mais dans lesquelles il manque un ou deux mots. Quelquefois, lorsque le mot lui manque, elle s'arrête et donne à sa phrase un autre tour. Ainsi elle me dit : « Je voudrais me lever pour... j'irai sur ma chaise longue. » Elle lit son journal.

Les deux jours précédents, elle le demandait, essayait de le lire et le rendait à son mari pour qu'il le lui lise. — D. Lisez-moi ce fait divers. — R. Aujourd'hui, oui, hier je voyais blanc et noir. — D. Eh bien, lisez. — Le bruit court que, à la suite de... l'enquête de... Montceau-les-Mines... Oh! non, cela me fatigue. — D. Pourquoi alors tenez-vous à avoir le journal entre les mains? — R. Je regarde. Je lis quelques mots. Si vous saviez comme cela me fait plaisir. — D. Vous rappelez-vous ce qui s'est passé ? — R. Oui, je me souviens, excepté du commencement. — D. Vous saviez ce que vous vouliez dire ou écrire et vous ne pouviez pas? — R. Oui, très bien. C'est très curieux. Je riais ou je me serais fâchée...

Les 16, 17, 18, 19, l'amélioration ne fait que s'accentuer. Le 20, Mme A. . quitte sa chambre, promène dans tout l'appartement, reprend la direction de son ménage. « Il me semble que j'ai fait un rêve, me dit-elle. Il me semblait que je ne pourrais plus ni parler, ni lire, ni écrire. C'est affreux et cependant je vous ai obéi. Je ne me suis jamais fâchée... »

Le 14 mars, la guérison ne s'est pas démentie. Mme A... suit un traitement bromo-ioduré et le régime lacté, avec un repas plus solide à midi. Les urines ont une densité moyenne de 1017, sans albumine.

16. — État toujours parfait. Mme A... fait des promenades à pied de trois kilomètres depuis trois jours.

31. — La guérison s'est maintenue.

C'est avec intention que nous n'avons rien supprimé à cette longue et intéressante observation. C'est qu'en effet, la discussion pathogénique pouvant être difficile, nous avons cru utile de noter en détail tous. les troubles qui avaient été observés.

Comme le remarque l'auteur, quatre lésions viennent à l'esprit : un trouble circulatoire, une lésion organique corticale, une lésion organique cérébrale et une névrose enfin. Nous nous hâtons d'ajouter que cette dernière nous semble la plus rationnelle, ce qui explique d'ailleurs la présence de cette observation dans notre travail.

Si l'on peut, en effet, expliquer l'apoplexie par un trouble circulatoire, on se trouve fort embarassé pour rendre compte de l'absence d'altération des fonctions motrices, puisqu'il y a agraphie.

De même, une lésion corticale, non seulement aurait dû provoquer des phénomènes plus durables, mais encore aurait dû s'accompagner de troubles moteurs.

Une lésion intracérébrale enfin ne peut expliquer l'aphasie, surtout avec absence de troubles moteurs.

L'hystérie reste donc l'hypothèse la plus vraisemblable. Il n'y a bien aucun stigmate de la névrose, mais ces derniers

— 60 —

ne sont pas indispensables. Nous sommes en présence d'une maladie infectieuse, développée chez une personne affaiblie. L'apoplexie est certainement de nature hystérique : Debove et Achard en ont donné des cas semblables : enfin, les troubles vaso-moteurs, l'hémianesthésie sensitivo-sensorielle isolée, plaident en faveur de la névrose.

Observation XXIII

(In *Montpellier médical*, 1895, n° 34)
(Par le Dr Donadieu-Lavit)

Mme de ... m'est adressée par M. le professeur Labadie-Lagrave de Paris.

Antécédents héréditaires. — Le père est mort à quarante-cinq ans d'une attaque d'apoplexie. La mère, très nerveuse, vit encore. Une sœur unique est atteinte d'une affection de cœur : elle est emportée, violente, et l'on ne peut vivre autour d'elle.

Antécédents personnels. — Dès son plus jeune âge, Mme de... s'est montrée très délicate, émotive, impressionnable à l'excès. Mauvaise hygiène morale. A dix-sept ans, Mme de... a eu un enfant, et les suites des couches ont été très graves : une métro-péritonite a failli emporter la malade. La métrite chronique, datant de cette époque, a guéri après une première cure à Saint-Sauveur.

Durant l'hiver 1892 (février), une atteinte de grippe a laissé après elle une paraplégie, une impotence absolue des jambes. Depuis cette époque, Mme de... ne peut se tenir debout, ni marcher. Depuis long-temps déjà les jambes étaient faibles. En pleine promenade, tout à coup elle s'effondrait et tombait sur les genoux : aussi les courses à pied n'étaient jamais bien longues, et c'était surtout en voiture que la malade sortait dans Paris.

Depuis longtemps aussi, se sont montrées des crises convulsives avec aura débutant par du mal de tête. C'est surtout la nuit que les attaques ont eu lieu. Il semblait qu'un courant électrique, très dou-loureux, traversait les bras, surtout le gauche, et remontait jusque dans le cou. Le bras gauche se tordait ; les doigts, crispés, en con-tracture temporaire, laissaient voir les tendons de l'extenseur com-

mun des doigts, saillant comme des cordes et douloureusement tendus. C'est bien la patte de grenouille en extension forcée, sous le
courant électrique.

Tout se terminait par de grandes inspirations. Mme de... affirme
n'avoir jamais perdu connaissance. Elle se réveille le lendemain
brisée, déprimée moralement. La tristesse persiste durant la journée
qui suit l'accès.

État actuel. — Mme de... s'emporte à la moindre résistance ;
elle pousse des cris de colère, et son visage est grimaçant. Les accès de rire surviennent futiles et impossibles à maîtriser. Le mal de
tête, en forme de calotte de plomb, est fréquent, surtout le matin.
Il y a quelquefois des vomissements bilieux.

Lecture. — Si Mme de... essaie de lire, elle ferme l'œil droit
comme un chasseur qui vise un objet ; elle lit de l'œil gauche avec
intelligence et précision. La paupière droite est animée de clignote-
ments spasmodiques. L'œil droit est perdu. La pupille gauche est
contractile, mais il y a diminution du champ visuel de ce côté.
L'idéation est paresseuse ; il y a des lacunes de la mémoire, de l'am-
nésie rétrograde. Mme de... oublie ce qui vient de se passer et a par
moments des bouffées de souvenirs anciens, assez précis. Il y a de la
déchéance intellectuelle et de la difficulté à trouver certaines ex-
pressions. La pensée va plus vite que l'expression articulée. Elle
court après tel mot, telle expression. Toutefois, il n'existe pas de tré-
mulation de la lèvre inférieure, de la langue, et les mots ne sont pas
scandés comme dans la paralysie générale.

Écriture. — Sur mon ordre, la malade écrit Monsieur. Les premières lettres sont nettes, bien formées ; les dernières deviennent illisi-
bles et tendent à se rapprocher d'une ligne horizontale. Après cet
effort, la plume tombe des doigts involontairement. Elle laisse échapper la plume, parce que, dit-elle, elle ne la sent plus. Le phénomène
d'amyosthénie ou de parésie musculaire est sensible, ainsi que l'anesthésie de la pulpe des doigts. Cette amyosthénie se manifeste dans
l'acte de découper. D'ailleurs, le dynamomètre donne zéro à la pression.

Il n'y a pas d'agraphie proprement dite : la malade écrit sous ma
dictée et avec exactitude. Les troubles moteurs et de la sensibilité
sont évidents : la malade comprend ce qu'elle écrit, mais l'écrit mal.
Quand la main droite est un peu fatiguée, on surprend dans les doigts

un phénomène étrange. Si les doigts sont tendus et sur un même plan, lentement on voit l'indicateur se relever, dépasser le niveau des autres doigts et rester en légère contracture. Il faut le frictionner pour le ramener au même niveau que les autres doigts (contracture temporaire).

Troubles sensitifs. — A la pression, il est facile de déceler un point hyperesthésique au niveau de la région dorsale. D'ailleurs, l'hyperesthésie est générale et non par plaques. Pas d'hémianesthésie localisée. Les muqueuses sont douées d'une sensibilité exagérée. L'ouïe est normale. Il existe une véritable hallucination de l'odorat ; Mme de... est poursuivie par une odeur spéciale, insupportable. Malgré les recherches les plus minutieuses, il n'y a pas de zones hystérogènes, pas d'hyperesthésie quelconque.

Troubles moteurs. — Les troubles moteurs ont déjà été constatés dans les bras, à l'occasion de l'écriture. Couchée ou assise, Mme de... peut se tourner facilement dans tous les sens. Les jambes normalement musclées, et sans atrophie ou névrite, exécutent avec précision tous les mouvements ordonnés. La malade saisit son talon les yeux fermés (pas de perte du sens musculaire), elle dirige son pied vers un objet déterminé, sans oscillations parétiques. La force musculaire dans les moments contrariés est normale. Les réflexes sont normaux, un peu exagérés. Au premier aspect, il est difficile de saisir la raison pour laquelle Mme de... ne peut marcher.

Marche. — Si la malade essaie de se tenir debout, elle tremblote, recherche un appui, écarte les jambes, et tout à coup s'effondre, en se blessant contre le premier objet venu. Elle a des jambes de coton. Si, soutenue, elle essaie de marcher, elle écarte au maximum la base de sustentation, et lance les jambes d'une façon désordonnée comme une ataxique. Puis, comme mue par un ressort, elle fait quelques pas rapides, et s'effondre brusquement sur les genoux.

Il existe un contraste frappant entre l'intégrité parfaite des mouvements alors que la malade est couchée, et leur vicieuse adaptation aux mouvements de la marche, comme le dit Charcot. Le sol est perçu normalement, il n'y a pas d'anesthésie plantaire.

Tremblement intentionnel. — A l'occasion de la marche, ou de mouvements volontaires, les jambes ou la tête sont animés de tremblements arythmiques qui sont temporaires. La nuit et durant le repos, le tremblement cesse.

Ischurie hystérique. — Mme de... passe des journées entières sans pouvoir uriner. Les envies sont fréquentes, mais l'excrétion est impossible. De temps en temps, des vomissements aqueux et bilieux supplémentaires de la sécrétion urinaire se manifestent, surtout le matin. C'est l'ischurie hystérique symptomatique de la névrose, si bien décrite par Charcot. Le rectum est paresseux, et les évacuations alvines sont rares et difficiles. La paralysie des membres inférieurs s'accompagne souvent même, dans l'hystérie, d'une perturbation correspondante des organes pelviens.

Nulle part il n'y a de contracture permanente.

Traitement. — Une cure de bains tempérés est essayée avec prudence. Une période d'excitation vive fait interrompre le traitement pendant quelques jours. Il est bientôt repris, et l'amélioration ne tarde pas à se manifester. Mme de... reprend de la couleur, de la gaieté, de l'appétit et augmente de poids. L'état général devient excellent, grâce à la balnéation et aux eaux ferrugineuses et arsenicales prises en boisson.

L'alimentation, suivant le mode de Vigouroux, est essayée sur les deux bras durant le traitement hydriatique. Au bout de dix-huit jours de traitement, les bras, qui donnaient au début zéro à la pression, donnent au dynamomètre 20 kilos. Mme de... monte les escaliers sans aide et fait cinquante à soixante pas sans appui.

Hypnotisme. — Mme de... est endormie et marche seule durant le sommeil hypnotique. Malheureusement ce moyen est abandonné à la suite d'une crise convulsive violente.

Gymnastique. — Mme de... ne sait plus marcher. Soutenue par deux aides, et certaine de ne pas tomber, elle exécute devant moi les différents temps de la marche. Elle n'écarte plus les pieds, et les dirige en avant, comme un soldat sous les armes. Au bout de quelques leçons, la marche est plus sûre et plus coordonnée.

Enfin, après vingt jours de traitement, Mme de... part très améliorée. L'état général est excellent, elle monte les escaliers toute seule et peut soutenir une marche de cinquante à soixante mètres sans trop de fatigue.

Cette longue observation d'astasie-abasie est certainement d'origine grippale, et serait appelée par Weir-Mitchell

« ataxie motrice hystérique » (1). Blocq (2) a longuement
étudié cette question le premier : Charcot et Richer (3) ont
ensuite continué ce travail, et étudié ce syndrome au complet. M. Grasset, enfin (4), a nettement démontré que ce n'est
là qu'un symptôme hystérique. Nous sommes donc bien en
présence d'une hystérie post-grippale chez une prédisposée
par ses antécédents héréditaires et personnels : les troubles
sensitifs, les troubles moteurs, les crises précédées d'aura,
l'ischurie, l'intégrité de tous les mouvements lorsque la malade est assise ou couchée, permettent d'établir le diagnostic
d'une façon bien certaine.

Observation XXIV

(INÉDITE)

(Due à l'extrême obligeance de M. le Dr SACAZE, chef de clinique)

D... (Marie), âgée de vingt-deux ans, est admise à l'hôpital Saint-
Éloi le 26 juillet 1895, et occupe le n° 4 à la salle Bichat.

Sa famille habite Cette. Deux de ses sœurs sont mortes en bas âge :
l'une d'elles avait toujours eu une santé un peu chétive.

Notre malade a été réglée à onze ans, sans aucun malaise. Il y a
sept mois, elle contracta la grippe qui la fatigua beaucoup, et c'est
peu de temps après qu'éclatèrent, *pour la première fois*, divers accidents nerveux (crises de bâillement, agitation, etc...) Ces accidents,
au lieu de s'amender, vont, au contraire, en augmentant, et la malade offre de temps en temps de véritables attaques avec perte de
connaissance.

État actuel. — Embonpoint considérable. La peau a un teint pâle :
les glandes sébacées sont très développées. Sur les jambes, il semble
qu'il y ait eu un peu d'œdème, la pression du doigt y détermine une
petite cupule.

(1) *Arch. de neurologie*, 1888, nos 43 et 44.
(2) *Leçons sur les maladies nerveuses des femmes*, 1885.
(3) *Médic. contemp.*, 1883.
(4) *Cliniques médicales*, p. 131.

A certaines heures fixes de la journée, la malade présente des accidents nerveux, à caractère rythmique, qui consistent tantôt dans des crises de bâillement, tantôt dans des accès d'aboiement (cet aboiement est produit par une expiration brusque, très vive) (1), de hoquet ; parfois, elle se met à frapper des mains, elle se donne des soufflets, et cela pendant assez longtemps.

La fixité des heures où débutent ces manifestations est remarquable, si bien que l'on s'est demandé s'il n'y avait pas un peu de volonté de la part de la malade.

Pendant ces crises, les diverses sensibilités sont très diminuées : elles redeviennent normales lorsque la malade reprend son calme. Nous avons trouvé divers points douloureux à la pression, et nous avons remarqué que certains, particulièrement ceux des seins, du creux épigastrique, avaient la propriété, lorsqu'on les pressait fortement, soit de modifier la forme de la manifestation nerveuse, c'est-à-dire de transformer le bâillement en aboiement, soit de diminuer la fréquence des mouvements convulsifs produisant ces cris.

Les jambes sont faibles : la malade a une certaine difficulté pour marcher et se tient un peu penchée en avant.

Il semble qu'à certains moments il y ait du délire, ou du moins qu'elle ne se rende pas bien compte de la portée de ses actes. Pendant la nuit, elle dérange toutes les malades de la salle par ses cris, par son agitation, et il est impossible de lui faire comprendre de ne pas continuer : elle s'en excuse, en disant qu'elle ne peut pas s'en empêcher.

Appétit assez bien conservé. Constipation. L'abdomen est très développé par suite de l'embonpoint que présente cette jeune fille. Les urines sont limpides, d'un jaune peu foncé : l'examen n'y révèle ni sucre, ni albumine, bien que certains troubles, certains signes cardio-vasculaires fassent penser à une néphrite chronique.

Au cœur, souffle d'insuffisance mitrale très net et expliquant l'œdème constaté plus haut.

Rien à signaler aux poumons.

Traitement. — Régime mixte (lait et aliments), lotions tièdes sur le corps, tous les matins.

La malade quitte l'hôpital le 18 août.

(1) Oddo, *Toux spasmodique post-grippale* (*Marseille médical*, 1892, n° 13).
Comby, *Grippe et Spasmes* (*Rev. mens. mal. enfance*, 1890, p. 148).

C'est après la fin de l'infection grippale, que débute encore ici la névrose. Notons qu'elle fait son apparition à des heures absolument fixes : nous ne pensons pas qu'il y ait de la simulation, car, nous le verrons plus loin, elle serait difficile à être expliquée.

La malade, qui était sortie de l'hôpital très sensiblement améliorée, et que nous avons vue dernièrement chez elle, n'est point guérie : les crises sont moins fréquentes, moins fortes, mais elles existent toujours.

Observation XXV

(INÉDITE)

Extraite du Mémoire de M. le professeur VILLARD, communiqué au Congrès de Bordeaux, le 10 août 1895.)

La fille X..., âgée de trente-trois ans, d'une constitution lymphatique, exerce la profession de domestique depuis l'âge de dix-huit ans. Dans les quelques places qu'elle a faites, elle est restée pendant une dizaine d'années chez un digne ecclésiastique, courbé par l'âge, pour lequel elle eut un dévouement sans limites. Très affectée par la mort de ce vénérable maître, elle tomba dans une religion excessive qui se manifestait dans les moindres actes de sa vie, si bien que, devenue servante dans d'autres maisons, elle n'eut, dans la suite, d'autres distractions que la prière ou des pratiques exagérées.

Depuis deux ans environ, elle était au service d'une dame de Marseille qui avait bien remarqué son caractère bizarre et peu communicatif, mais qui, au point de vue de la santé générale, n'avait rien observé de particulier. Au dire des domestiques de la maison, la fille X... était fantasque et se tenait à l'écart de tout le monde. Elles ont raconté qu'elle allait très souvent consulter son confesseur, et que, plusieurs fois dans la nuit, elle prétendait avoir des apparitions dans lesquelles des anges ou des saints lui ordonnaient de se livrer à telle ou telle pratique religieuse. Ce qui était plus ordinaire, c'était de l'entendre réciter des prières à haute voix, pendant une bonne partie de la nuit. Personne cependant n'avait remarqué chez elle ni exaltation dans les actes, ni crises nerveuses d'aucune nature.

Quelques jours avant la crise qui fait l'objet de cette communication, cette jeune fille devint plus sombre que de coutume. Prétextant une fatigue assez grande, elle avait signifié son congé à la dame chez qui elle était, bien qu'elle lui fût très attachée et très dévouée, en lui disant qu'elle n'était pas digne de rester chez elle. De plus, elle avait raconté que des malfaiteurs avaient pénétré dans sa chambre et lui avaient dérobé quelques menus objets. Depuis cette époque, elle avait conservé l'idée fixe des voleurs et elle montait à chaque instant dans son modeste réduit pour s'assurer que tout y était en ordre. Pour plus de sûreté, elle avait descendu son linge chez sa maitresse, craignant qu'il ne disparût à son tour. Tout cela se passait vers la fin de juin dernier.

Telles sont les grandes lignes des antécédents de cette malade.

Comme on le voit, ces antécédents n'ont jusqu'ici qu'une valeur bien restreinte. Il eût été intéressant de connaître le passé familial de la fille X..., mais personne n'a pu nous édifier à cet égard, et du jour où elle a été soudainement frappée par le mal qui devait l'emporter, elle a été réduite à l'impuissance d'exprimer sa pensée. J'apprends à la dernière heure qu'un de ses frères avait été enfermé dans un asile d'aliénés.

Un détail cependant que je dois mentionner ici, c'est que, dans son avant-dernière place où elle était en janvier 1889, elle se faisait déjà remarquer par un besoin irrésistible de sommeil, à telles enseignes que plusieurs fois on l'avait trouvée profondément endormie dans sa cuisine ou ailleurs. Les personnes qui l'ont connue à cette époque nous ont assuré qu'elle riait ou qu'elle pleurait à propos de tout ou de rien, et qu'elle ne paraissait pas très bien équilibrée. Ce qui est certain, c'est que, le 2 janvier 1890, au plus fort de la grande épidémie de grippe, dont nous avons tous gardé le triste souvenir, elle fut subitement influenzée avec tous les habitants de la maison, et qu'elle resta endormie pendant trente-six heures, sans qu'il fût possible de la réveiller. Cette crise de sommeil prolongé ne laissa rien après elle, sauf une faiblesse assez grande qui fut lente à disparaître.

Arrivons maintenant à des faits plus précis et plus récents, puisqu'ils remontent à peine au 2 juillet dernier et qu'ils se sont déroulés sous nos yeux, du 2 au 10 du même mois, c'est-à-dire dans l'espace d'une semaine. La fille X... se disposait donc à quitter la place qu'elle occupait, toujours obsédée par la crainte des malandrins, lorsque, le 2 juillet, vers cinq heures du soir, elle fut trouvée affaissée dans sa cuisine, ne donnant presque plus signe de vie. Mon chef de clinique, le Dr Cassoute, voisin de la maison, fut appelé en toute hâte. Il trouva la malade aux prises avec une attaque syncopale, pouls filiforme, refroidissement des extrémités, sueurs froides, etc... Quelques soins énergiques eurent bientôt raison de cet état ; mais quelques instants après, la malade, que l'on avait transportée dans son lit, tomba dans un sommeil léthargique, avec résolution complète des membres, analgésie générale et conservation de la sensibilité tactile. Ce sommeil dura jusque vers le matin du lendemain. Pendant toute sa durée, il fut impossible d'alimenter ou de faire boire la malade qui serrait énergiquement les dents.

Au moment du réveil, qui fut tout spontané, la malade se leva pour uriner et dit quelques mots à une personne qui l'avait veillée. Elle parlait à voix très basse, disant qu'elle avait entendu tout ce qui s'était dit autour d'elle, puis elle se rendormit de plus belle.

Dans l'après-midi du second jour, c'est-à-dire le 3 juillet, elle fut transportée à l'Hôtel-Dieu où l'on prit sa température qui dépassait 39°, constatation déjà faite la veille par le docteur Cassoute. À son arrivée dans la clinique, salle Elisabeth, n° 2, elle prononça encore quelques paroles, faisant ses recommandations en cas de mort, « car elle se sentait, disait-elle, très malade. » Elle retomba bientôt en état de sommeil, serrant toujours les dents, lorsqu'on essayait de lui faire avaler quelque chose. L'insensibilité à la douleur était encore complète et généralisée, bien que la sensibilité tactile persistât. Le frémissement des paupières s'exagérait lorsqu'on soufflait sur la figure, et, à plusieurs reprises, nous pûmes observer que les muscles de la face se contractaient rapidement lorsqu'une mouche venait se poser sur le visage. De plus, la malade supporta, pendant quelques instants et sans réaction, un flacon d'ammoniaque que l'on promena sous le nez ; mais, au bout d'une minute ou deux, si le flacon est maintenu sous les narines, elle tourne brusquement la tête voulant se soustraire évidemment à une impression trop forte et trop désagréable. Lorsqu'on la découvre, elle baisse elle-même sa chemise, dans un geste de pudeur très marquée, ou bien, elle ramène ses bras sur la poitrine, si on lui découvre les seins.

Lorsqu'on soulève les paupières, les globes oculaires apparaissent convulsés en haut et en strabisme convergent. Notons enfin une contracture légère des fléchisseurs de la jambe droite sur la cuisse, et plus marquée des fléchisseurs du pied sur la jambe. La respiration est normale, le cœur n'offre rien de particulier, le pouls n'est pas très fréquent, la température a baissé d'un degré, les selles sont nulles. Quant aux urines, la malade mouille continuellement son linge, mais elle a soin de jeter le drap mouillé hors du lit ou de le rouler à côté d'elle. Dans le courant du second jour, après son entrée à l'hôpital, elle eut un court réveil pendant lequel elle absorba une certaine quantité de lait qu'elle avait sur sa tablette, recommanda qu'on la laissât tranquille et se rendormit de nouveau. Rien de spécial ne fut noté pendant douze heures ; la malade dormit d'un sommeil très calme, refusant toute boisson et mouillant toujours son lit. Un bain froid de courte durée fit cesser cet état pendant quelques instants, mais, sous son influence, la fluxion du pied et de la jambe s'accentua davantage.

Le 6, vers six heures du matin, elle commença à réciter, à voix très haute, des prières sans suite, répétant toujours les mêmes choses, celles-ci entre autres : « Ma foi est vive, mon amour est sincère, sainte Marie, priez pour moi ! » ou bien encore : « Prions pour les âmes des trépassés... » Cet état extatique, pendant lequel les yeux étaient entr'ouverts et le visage impassible, dura jusqu'à onze heures et fit place à un sommeil plus agité que précédemment ; mais, à partir de ce moment, la malade ne devait plus se réveiller. La température ayant de nouveau augmenté, j'ordonnais un second bain froid qui, pendant quelques heures, abaissa l'hyperthermie et calma l'excitation : toutetefois il fut impossible d'alimenter la malade qui refusait toujours les aliments. Les lavements alimentaires, répétés plusieurs fois par jour, étaient immédiatement rendus ; la sonde œsophagienne ne pouvait pas être introduite, il fallait cependant à tout prix soutenir les forces de la malade. Une sonde, introduite par le nez, permit d'injecter des aliments liquides dans l'estomac ; mais rien ne fut supporté, les vomissements ne tardaient pas à rejeter les substances ingérées. L'asthénie devint bientôt inquiétante, malgré les injections hypodermiques de caféine et de cognac, des frictions stimulantes et autres excitants. Les deux derniers jours, le cœur baissa d'une manière notable, présentant le caractère embryocardique ; les lèvres et les dents devinrent fuligineuses, les narines pulvérulentes, les vomissements continus. Des troubles vaso-moteurs, à marche rapide, tels que refroidisssement périphérique, cyanose des extrémités, faciès cholérique, nous firent pressentir et affirmer une terminaison fatale à brève échéance. En effet, la mort eut lieu le 10 à deux heures de l'après-midi, précédée d'une dilatation pupillaire considérable, sans que la malade ait jamais présenté, à aucun moment de sa maladie, la moindre crise convulsive.

C'est à dessein que nous n'avons rien voulu changer dans la rédaction de cette observation qui nous a été si aimablement communiquée par M. le professeur Villard. C'est qu'en effet, elle est très instructive pour nous.

Tout d'abord, comme notre Maître le pense, nous sommes persuadé que nous avons affaire ici à une hystérique. Nous ne pensons pas que l'on nous conteste ce point, si l'on se rémémore les stigmates sensitivo-moteurs, les crises léthargiques et le caractère de la malade.

Cette observation nous montre, en outre, que la névrose est d'autant plus grave, qu'elle met plus de temps à apparaître après l'infection. Ici, le cas est bien net, et certainement la gravité de la névrose s'explique par les toxines qui ont été élaborées par les microbes, et qui ont été la cause déterminante de l'hystérie.

Nous sommes, de plus, en présence d'une névrose à forme particulière, syncopale, et nous voyons qu'elle est d'une gravité exceptionnelle.

Quant au rôle, enfin, de l'infection, il est absolument, croyons-nous, indiscutable. « Le jour où je la vis pour la première fois, ajoute l'auteur du Mémoire, j'émis l'opinion que derrière son hystérie narcoleptique pouvait bien se cacher une cause infectieuse, telle que la grippe. Cette opinion provoqua autour de moi un sourire d'incrédulité facile à comprendre. Mais je la maintins, tout en faisant quelques prudentes réserves. Je savais, en effet, pour l'avoir observé dans quelques rares occasions en 1890, que l'influenza revêt parfois la forme syncopale et que, sous cette forme, elle peut entraîner la mort. J'avais même été témoin d'un fait de ce genre et je ne l'avais pas oublié. Il m'était donc permis de croire que ma malade pouvait payer son tribut à une atteinte grippale tardive, maladie qui ne l'avait pas respectée en 1890, et qui s'était traduite à cette époque par une crise unique et prolongée de sommeil hystérique. Oserai-je aujourd'hui encore affirmer qu'il en a été ainsi, après avoir assisté à l'évolution d'une maladie qui excitait dans ma clinique le plus saisissant intérêt? Je n'hésite pas à répondre par l'affirmative... la grippe, dont l'action sur le système nerveux est primordiale, est une affection déprimante au premier chef. Se produisant sur un sujet dont la résistance est réduite à sa plus simple expression, elle ne peut être que très grave, surtout en réveillant des manifestations, je dirai presque diathésiques, dont l'effet est d'amoindrir davantage les forces réactionnelles de l'organisme. »

Nous le voyons donc, c'est bien l'infection grippale qui a provoqué la névrose : elle a été si intense qu'elle a pu donner naissance à la forme la plus grave de l'hystérie.

III

FRÉQUENCE

Pourquoi les observations d'hystérie post-grippale sont-elles relativement si rares ? Il y a, à cela, plusieurs motifs.

C'est d'abord qu'elles sont connues depuis peu. On savait bien, auparavant, qu'il fallait s'attendre à tout, lorsque l'on se trouvait en face d'une grippe ; on savait bien que le système nerveux était son organe de prédilection, mais l'on se figurait difficilement qu'elle pût donner naissance à une névrose aussi complexe que l'hystérie. Il a donc fallu que la clinique, comme cela se passe le plus souvent, vînt au-devant de la théorie. Tout cela a demandé du temps, une évidence bien nette, et nous avons vu toutes les phases difficiles par lesquelles la névrose a dû passer, pour affirmer son existence.

A ce motif, il faut en ajouter un autre. Bien souvent, lorsque le médecin est consulté et qu'il se trouve en présence d'un cas d'hystérie, la question d'étiologie est reléguée au second plan, surtout lorsque la névrose apparaît nettement. On fait les questions d'usage sur les antécédents héréditaires, et l'on constate qu'ils sont névropathiques ; on en fait de même pour les antécédents personnels, et, pour peu que l'on trouve un caractère irrégulier, étrange, des habitudes et des goûts un peu en dehors de l'ordinaire, on ne manque point de dire « nous avons affaire à une ou à un prédisposé, la névrose jusqu'ici latente vient d'apparaître. » Que si l'on demande le motif de cette réviviscence, l'on aura bientôt fait, en tournant le malade en tous sens, de lui faire avouer une cause physique

ou morale, soucis, chagrins, ennui, qui suffira pour expliquer
l'apparition de la nouvelle maladie.

A l'avenir, il ne va plus en être ainsi. Maintenant que tout
le monde sait que l'hystérie post-grippale a son existence, on
fouillera plus qu'on ne le faisait dans les antécédents du malade. Les observations iront de la sorte, sans nul doute, se
multipliant, et ce qui maintenant encore semble un peu extra-
ordinaire, sera, dans quelques années, sinon banal, du moins
plus commun et partant plus étudié.

Les observations qui précèdent auront, sans nul doute,
frappé le lecteur, par la fréquence relativement surprenante
de l'hystérie mâle sur l'hystérie femelle. Dans nos observations,
en effet, nous relevons huit cas d'hystériques hommes. Ce
fait qui, il n'y a que quelques années, eût semblé une hérésie,
est maintenant connu depuis les *Leçons* de Charcot (1).
L'hystérie, bien qu'elle soit plus fréquente chez la femme, est,
comme on sait, loin d'être rare chez l'homme. Elle a très bien
été étudiée par l'École de la Salpêtrière, et après avoir figuré
dans la pathologie, seulement à titre de singularité se rap-
portant à des sujets spéciaux, l'hystérie mâle a, dans ces dernières années, conquis la véritable place qui lui revient. Le
Dr Batault (2) a pu en réunir dans sa thèse inaugurale 280 cas,
et depuis, les observations n'ont fait que se multiplier davantage. On est même allé beaucoup plus loin, et, comme cela
arrive pour toute chose nouvelle, on a vu l'hystérie mâle un
peu partout, de sorte que l'on est arrivé à des statistiques très
disparates. Briquet, Marie, Souques et Gilles de la Tourette
ont fait là-dessus des travaux entièrement contradictoires.
Mais il n'en est pas moins vrai que l'hystérie mâle est relativement fréquente, non pas dans la clientèle civile, mais dans

(1) Charcot, *Progrès médical*, 2 mai 1885.
(2) Batault, Thèse Paris.

les hôpitaux, où les névrosés sont envoyés par leur médecin traitant, afin d'y être plus étudiés et mieux suivis.

Il y a un fait indéniable, c'est que l'armée en fournit un contingent surprenant. C'est ainsi qu'à Montpellier, sur les quatre observations prises dans le service de M. Grasset, nous relevons trois cas de militaires.

Comment expliquer cette fréquence ? Nous avons, à ce sujet, lu le très intéressant *Mémoire* de Duponchel (1), publié dans la *Revue de médecine* en 1886 ; mais l'auteur s'est placé à d'autres points de vue, et, tout en constatant que désormais il ne faudra pas pousser trop loin le scepticisme en matière d'examen du soldat, il ne nous donne aucune raison pour expliquer ces cas militaires (2).

Il faut, tout d'abord, remarquer que l'âge du militaire a son influence. Il vient à peine de dépasser la vingtaine, en effet, et c'est essentiellement là l'âge des névroses. C'est le moment où les organes génitaux sont surexcités, et la vie qui en résulte a sa part également dans l'apparition de la maladie nerveuse.

Il faut, de plus, penser au surmenage auquel sont astreints nos militaires. Un de nos amis (3), l'année dernière, a, devant cette même Faculté, dans sa thèse inaugurale, fait habilement ressortir l'influence du surmenage pour l'étiologie de la fièvre typhoïde. Nous sommes persuadé qu'il faut invoquer la même cause comme facteur étiologique de notre névrose (4). Elle peut, en effet, s'exercer sur tout l'organisme et créer alors un état pathologique général, ou bien elle peut

(1) Duponchel, *L'hystérie dans l'armée* (*Rev. médecine*, 1886, p. 517).

(2) Trapeznikoff, *Hystérie dans l'armée* (Moscou, 1891).

(3) Nourigat, *Le surmenage dans l'étiologie de la fièvre typhoïde* (Thèse Montp., 10 mars 1894).

(4) Carrieu, *De la fatigue et de son influence pathogénique* (Thèse agrég., 1878).

ne modifier ce même organisme qu'après en avoir'altéré un appareil. Au total donc, elle fait du soldat un état bactéricole, pour employer l'expression de M. Grasset. Et que l'on ne nous dise pas que ce surmenage n'existe que pour celui qui veut bien le voir. Il est absolument frappant, et il n'y a qu'à suivre tous les exercices, toutes les marches, tous les travaux de gymnastique, auxquels viennent se joindre une alimentation peu fortifiante, les tracas de toutes sortes inhérents à la vie, pour se convaincre que le militaire, quelle que soit la classe de la société à laquelle il appartienne, est contraint de supporter de pénibles et fatigants travaux. Nous considérons donc, comme un facteur puissant, dans la genèse de l'hystérie, le surmenage militaire : il altère profondément l'organisme ; il le met en état de réceptivité devant l'infection. C'est ce que Briquet note en disant : « Tout ce qui tend à débiliter l'économie augmente l'excitabilité du système nerveux (1). »

On a cru, pendant longtemps, que l'hystérie était l'apanage des classes élevées de notre société. Il faut se garder de cette erreur qui serait trop favorable à notre sujet, et qui nous montrerait, en définitive, comme hystériques militaires, tous ces refusés des diverses écoles, tous ces déclassés, faisant leur névrose par dépit, par jalousie. Il n'en est rien, et le fait est bien démontré. A côté de ces hystériques cultivés, de la classe aisée, qui viennent, comme nous l'avons vu à la Salpêtrière, vous dire avec satisfaction qu'ils sont hystériques, il y en a d'autres aussi malheureux qui, comme le disent MM. Grasset et Rauzier, « sont obtus et épais, et dont l'imagination ne révèle rien de subtil aux recherches des psychologues (2). » C'est bien là ce qu'a voulu dire Brissaud, par

(1) Feré, *Fatigue et hystérie* (*Progrès médical*, 1890, p. 441).
(2) *Traité des mal. du syst. nerv.*, t. II, p. 717.

ces mots « la clientèle de Charcot est la même que celle de Brouardel ou de Dieulafoy. »

Une opinion qui nous a frappé dans le récent et remarquable ouvrage de Gilles de la Tourette (1) est celle qu'il émet en décrivant le caractère de l'hystérique mâle : « L'hystérique n'est pas un être efféminé, dit-il, au contraire : rien de génital, rien d'intellectuel. » Malgré la grande compétence du savant auteur, nous ne pouvons souscrire entièrement à cette idée : l'individu efféminé est un être affaibli la plupart du temps, à imagination vive et dont le cerveau sera beaucoup plus facilement impressionnable. Et ne voilà-t-il pas là une cause capable de réveiller et de faire naître la névrose ?

N'en est-il pas de même des rapports de l'hystérie et des organes génitaux, en envisageant ces mêmes rapports, non plus seulement dans l'étiologie hystérique mâle, mais bien dans la maladie prise dans son ensemble ? C'est là, croyons-nous, encore une action pathogénique réelle. Les phénomènes d'ailleurs qui souvent, chez la femme, accompagnent la menstruation n'ont-ils pas de la ressemblance avec les symptômes hystériques ?

Pourquoi chez l'homme n'en serait-il pas ainsi ? Ne voyons-nous pas quotidiennement la grande influence qu'ont les maladies vénériennes sur le moral de l'individu ?

Enfin, l'intelligence nous semble aussi avoir sa part d'action sur la névrose. Plus elle sera cultivée et plus elle sera un terrain favorable : la lecture des romans, l'assistance au théâtre, la fréquentation des grandes réunions, la culture de la musique, une vie trop douce en un mot, conduit à la névrose. « Si votre fille lit des romans à quinze ans, dit Tissot (2), en exagérant un peu son idée, elle aura des attaques

(1) Gilles de la Tourette, t. I, page 95.
(2) Tissot, *Traité des nerfs* (t. II, 1re partie).

de nerfs à vingt ans. » Nous ne voulons naturellement point tomber, de notre côté, dans un excès et faire un plaidoyer contre l'éducation moderne, qui préoccupe tant notre époque et à propos de laquelle nous lisions dernièrement quelques réflexions de M. Francisque Sarcey (1). Mais, sans vouloir sortir de notre domaine, nous croyons, avec Briquet, que l'influence de l'éducation se fait ressentir, soit en rendant le système nerveux trop impressionnable, soit en multipliant les occasions d'impressions.

Pour expliquer la fréquence relative de l'hystérie mâle, nous trouvons donc en résumé, l'âge, le surmenage (2), l'activité des organes génitaux et l'éducation : nous considérons cette dernière, avec le surmenage, comme les plus importantes parmi toutes ces causes et nous leur donnons la prépondérance sur les autres.

(1) *Ann. politiques et litt.*, n° du 8 septembre 1895 et n° du 27 octobre 1895.
(2) Savage, *The journal of mental science* (juillet 1892).

IV

PATHOGÉNIE

Nous arrivons au chapitre le plus difficile de notre thèse et par conséquent à celui qui doit intéresser le plus notre lecteur. La pathogénie de l'hystérie infectieuse, en général, a été, en effet, l'objet de très nombreux travaux, et, comme il fallait s'y attendre, les divers auteurs ont chacun donné leur opinion.

Nous allons successivement passer en revue les principales théories qui ont été émises, et nous espérons arriver à ce résultat que, bien que la physiologie pathogénique infectieuse soit un chapitre très complexe, en analysant les expériences faites à ce sujet, nous croyons avoir trouvé une solution du problème relativement satisfaisante.

Pour essayer de mettre plus d'ordre dans cette question, nous allons d'abord nous occuper de la théorie de Guinon, puis de la théorie mécanique et enfin de la théorie infectieuse, et, nous nous hâtons de le dire, nous verrons comment cette dernière nous semble de beaucoup préférable aux autres et comment l'on peut prétendre qu'elle satisfait notre esprit.

1° THÉORIE DE GUINON (1) *(théorie de l'auto-suggestion).* — Cette théorie, qui résume les idées de l'École de la Salpêtrière, a eu un très grand retentissement, et Guinon, élève distingué de Charcot, n'a pas peu contribué à sa vogue. Elle

(1) Guinon, *Les agents provocateurs de l'hystérie* (Paris, 1889).

est exposée savamment et longuement dans son ouvrage, et nous allons la résumer, avant de voir si elle peut s'appliquer à l'hystérie grippale, et avant de la réfuter.

Charcot est parti de cette idée, pour base, qu'un traumatisme, presque insignifiant quant à sa force physique, peut, chez certains individus, produire une très grande commotion morale, et de là, créer la névrose. D'après lui, c'est à cause de cette commotion légère, qu'un individu, ayant reçu un choc sur les bras par exemple, se croit atteint d'impotence, par suite de l'idée qui a germé dans son cerveau, qui l'a obsédé, qui l'a dominé. Son bras, en un mot, lui est supprimé « *par suggestion* ».

Charcot admettait cette pathogénie pour l'hystérie traumatique plus particulièrement : elle avait alors sa raison d'être, jusqu'à un certain point toutefois. Mais Guinon l'a reprise, et il est arrivé jusqu'à l'admettre pour les hystéries infectieuses, en général. C'est ainsi qu'après avoir cité une observation d'hystérie chez un syphilitique, il ajoute (1) : « Aussi pour me servir des mêmes termes que j'employais dans le titre de ce chapitre, quel a été, dans ce cas, le cachet imprimé par la syphilis aux manifestations de l'hystérie? Celle-ci a agi de telle sorte chez le malade, que la céphalée syphilitique a été presque intégralement reproduite par la névrose. Disons-le tout de suite, puisque le mot est prononcé dans l'observation, c'est *toujours par auto-suggestion* qu'un pareil phénomène se produit. On verra plus loin, au chapitre VI, qu'une pareille pathogénie doit être invoquée dans la plupart des symptômes de l'hystérie. Pour l'instant, on peut *facilement* concevoir comment le malade a rappelé, sous la forme hystérique, une manifestation de la syphilis par un tel mécanisme. Seulement l'hystérie a laissé sa marque qu'elle porte partout dans tous les symptômes. »

(1) Guinon, *loc. cit.* page 208.

Quelques lignes plus loin (1), l'auteur ajoute, à propos d'une observation d'hystéro-hydrargyrisme : « Si l'on veut bien admettre le rôle de l'auto-suggestion dans le développement des accidents hystériques, il est *très facile* d'imaginer que le malade a apporté par ce mécanisme, dans les manifestations de la névrose, comme un souvenir de ses troubles mercuriels. »

Et, à la page suivante, à propos de l'observation d'une femme atteinte de mal de Pott avec paraplégie, devenue hystérique à la ménopause : « Quelle forme affecte chez elle un des symptômes de cette hystérie? Par un *mécanisme évident d'auto-suggestion*, la malade reproduit avec la névrose une paraplégie, bien et dûment hystérique, celle-ci, et différant de la première par l'anesthésie en gigot. Peut-on nier ici l'influence du souvenir et refuser d'admettre le rôle de l'auto-suggestion? Cela me paraît impossible. La suggestion va même trop loin chez la malade et son pauvre cerveau détraqué d'hystérique, passant par-dessus toutes les règles de la pathologie auxquelles il n'est pas astreint, ne les connaissant pas, réalise par-dessus le marché une parésie double des membres supérieurs, avec anesthésie en manche de veste, absolument semblable à la paralysie des membres inférieurs. On ne saurait trouver un exemple *plus typique* de l'influence que peut exercer, sur la forme et la localisation des accidents hystériques, l'existence d'une maladie préexistante jouant le rôle d'agent provocateur. »

Guinon étend cette théorie à propos de l'impaludisme, et, page 301, dit : « S'il s'agit d'individus notoirement hystériques, dont les attaques, par exemple, prendront une forme intermittente lorsqu'ils se trouveront dans un pays à malaria ou avec des gens atteints de fièvre paludéenne, l'explication de cette forme imprimée aux accidents nerveux par auto-

(1) Guinon, *loc. cit.*, page 299.

suggestion *ne fait aucun doute*. Si, au contraire, on a affaire à des malades chez lesquels le paludisme a joué le rôle
d'agent provocateur de l'hystérie, il ne peut être question
d'hystérie symptomatique de la maladie. Seulement l'agent
provocateur, par suite d'un travail cérébral, inconscient du
sujet, imprimera aux accidents hystériques la même allure
qu'affectaient chez lui autrefois les manifestations fébriles du
paludisme. »

Pour ce qui a trait à l'hystéro-saturnisme, d'après lui, la
névrose copie pour son compte, et par le même mécanisme, un
des accidents les plus spéciaux de cette intoxication. Il nous
dit en effet (1) « : Pourquoi aller chercher si loin? Il me semble
que l'hypothèse de suggestion inconsciente *est suffisante à
expliquer* même cette localisation étroite des lésions. Quel a
été, en effet, pour le malade le point de départ de l'auto-
suggestion? C'est le souvenir de la position de la main dans
la paralysie saturnine vraie, position qu'il connaissait évidemment pour l'avoir observée, plus d'une fois peut-être, *chez
des camarades*. Si bizarre et si *paradoxale*, au premier abord,
que puisse paraître une pareille proposition, on peut dire très
légitimement que dans des cas semblables ce n'est pas la paralysie qui détermine la position vicieuse du membre, mais
celle-ci au contraire qui détermine la paralysie.

» Si l'on voulait exprimer par des paroles l'opération mentale qui a présidé à l'établissement de cette paralysie, on
pourrait la traduire ainsi : « Ma main tombe, je ne peux plus
la relever », d'où paralysie des extenseurs ; « mais je peux toujours fléchir mon coude », d'où conservation des fléchisseurs
de l'avant-bras, et comme la pronation est la situation la plus
habituelle de la main au repos, et en particulier la position
ordinaire de la main tombante des saturnins paralysés, le long

(1) Guinon, *loc. cit.*, page 304.

supinateur ne prend pas part à l'impotence. On sait, en effet, que ce muscle est le véritable fléchisseur de l'avant-bras sur le bras, la main étant en pronation. Le muscle biceps ne joue ce rôle d'une façon effective que quand la main est en supination. Cette espèce de traduction est bien grossière, comparée à la délicatesse du travail mental progressif qui se fait dans le cerveau du malade. Mais il me semble qu'un pareil méca-nisme suffit pour expliquer les accidents et vérifier l'exacti-tude de cette proposition à allures paradoxales que je formu-lais tout à l'heure : ce n'est pas la paralysie qui détermine la position vicieuse du membre, mais celle-ci qui détermine la paralysie. »

Et un peu plus loin (1), à propos de la même hystérie satur-nine, « le malade, vivant avec des saturnins, connaît la para-lysie saturnine, il en sait la gravité. Cette idée, qu'il en pourrait bien contracter une, s'implante dans son cerveau comme un véritable parasite et le hante continuellement. Un beau jour, elle finit par produire ses effets : le malade s'aper-çoit que son bras s'affaiblit. Au fur et à mesure que l'impuis-sance motrice va s'accentuer, elle prendra une allure analogue à celle qui caractérise la véritable paralysie des extenseurs, et, finalement, le malade sera atteint d'une paralysie identique, au moins en apparence, à celle qui a tant occupé son cerveau. Seulement, comme il n'est pas obligé de connaître tous les secrets de la pathologie, cet homme aura une paralysie unila-térale, et, de plus, preuve de la nature hystérique de l'acci-dent, sans compter les stigmates et les autres troubles géné-raux, cette paralysie sera accompagnée de perte de la sensi-bilité au niveau des parties atteintes. N'est-ce pas là une *façon bien simple* d'interpréter la genèse de cet accident, d'autant plus qu'elle s'applique non seulement à celui-là, mais à tous les autres ? »

(1) Guinon, *loc. cit.*, page 363.

Enfin, revenant sur l'hystéro-paludisme, il ajoute : « Comment expliquer en effet autrement que par une auto-suggestion inconsciente les cas d'hystérie à forme intermittente chez
les paludéens? Comme pour la syphilis, comme pour le traumatisme, on peut dire, en allant au fond des choses, que ce
n'est pas la maladie provocatrice qui a imprimé par elle-même
une semblable marche aux accidents hystériques. Il y a eu
un intermédiaire obligé : le cerveau du malade et les idées
qui y ont pris naissance. Il n'est même pas à la rigueur nécessaire d'admettre que le sujet soit paludéen pour expliquer
l'allure des manifestations hystériques dans un cas de ce
genre. Un hystérique, je suppose, arrive dans un pays à
malaria. La pensée qu'il peut contracter les fièvres si graves
qui règnent dans les régions qu'il habite, prend possession de
son cerveau. Un beau jour, il a une attaque d'hystérie ; le
voilà qui se croit atteint de fièvre pernicieuse. Une nouvelle
idée fixe s'implante dans son esprit. Le type tierce étant le
plus fréquent qui lui est donné d'observer tous les jours autour
de lui, il se persuade que sa soi-disant attaque de fièvre va
revenir deux jours plus tard. Cette auto-suggestion se réalise
en effet, et la crise de nerfs se répète dans la suite sous le
type tierce. Seulement, chez ce malade, comme chez les syphilitiques et les saturnins dont je parlais plus haut, l'hystérie
laissera aux accidents son cachet indélébile, beaucoup plus
net et plus distinct que la fausse apparence que l'agent provocateur avait donné à chacun d'entre eux. Chez le syphilitique on trouvera le signe de Brodie au niveau du cuir chevelu,
chez le saturnin la paralysie des extenseurs s'accompagnera
d'anesthésie, enfin chez l'habitant du pays à malaria, les soi-
disant accès de fièvre pernicieuse ne nuiront en rien à l'état
général du malade, et, de plus, peut-être, au lieu de se manifester de minuit à midi, comme les accidents paludiques, ils
auront lieu de midi à minuit, comme c'est l'habitude pour les
troubles de nature hystérique. »

Voilà l'exposé complet de la théorie de Guinon. C'est à dessein que nous avons fait d'aussi fréquentes et d'aussi longues citations, de crainte de changer quelque peu le fond de ces idées. Voyons maintenant ce qu'elle vaut, voyons si elle peut expliquer nos observations et si elle peut avoir sa place dans la pathogénie des hystéries infectieuses en général.

Cette théorie de l'École de la Salpêtrière n'a pas été, comme on pourrait le croire, la simple hypothèse d'un moment. Berbez (1), dans sa thèse inaugurale, y revient et la résume en ces quelques mots bien nets : « Le traumatisme a peu d'influence ; l'idée erronée à laquelle il donne naissance est tout.»

Il faut reconnaître, tout d'abord, que ce phénomène pathogénique psychique existe et qu'il domine, comme le veulent les auteurs, toutes les manifestations physiques de la névrose. Cela est évident, et beaucoup de cas d'hystérie ne peuvent relativement s'expliquer que de cette façon. Il suffit de lire, à ce sujet, le remarquable ouvrage de Janet (2) et de le suivre dans ses études presque aussi philosophiques que médicales, pour voir qu'il y a en effet là une vérité bien établie, mais qu'il ne faut point exagérer. Sans entrer dans les détails de cette étude psychologique de la suggestion, si finement faite par Janet, il est évident (sans vouloir aller jusqu'à l'opinion de Gilles de la Tourette, qui prétend que tout l'état mental des hystériques se résume dans la suggestibilité) que la suggestion joue un rôle réel, certain dans leur histoire psychologique.

Mais l'exagération n'a point tardé à se faire jour, et, de là à faire entrer l'hystérie dans le cadre des maladies mentales, il n'y avait qu'un pas. Il a été fait rapidement (3). C'est ainsi

(1) Berbez, *Traumatisme et hystérie* (Thèse Paris, 1886-1887, n° 130).
(2) Janet, *État mental des hystériques, les stigmates mentaux.* (Thèse, Paris, 29 juillet 1893).
(3) Lojacono, *Influenza et maladies mentales* (*Riform. méd.*, 9 juillet 1890).

que Charcot, dans la préface du travail de Janet, écrit : « Ces études viennent confirmer une pensée souvent exprimée dans nos leçons, c'est que l'hystérie est en grande partie *une maladie mentale*. C'est là un des côtés de cette maladie qu'il ne faut jamais négliger si l'on veut la comprendre et la traiter. » Et Janet, à son tour, caractérise ainsi la névrose : « L'hystérie est *une maladie mentale* appartenant au groupe considérable des maladies de dégénérescence ; elle n'a que des symptômes physiques assez vagues consistant surtout dans une diminution générale de la nutrition ; elle est surtout caractérisée par des symptômes moraux, le principal est un affaiblissement de la faculté de synthèse psychologique, un rétrécissement du champ de la conscience ; un certain nombre de phénomènes élémentaires, sensations et images, cessent d'être perçus et paraissent supprimés de la perception personnelle ; il en résulte une tendance à la division permanente et complète de la personnalité, à la formation de plusieurs groupes indépendants les uns des autres. »

Elève de l'Ecole de Montpellier, formé aux leçons si savantes et si personnelles de M. le professeur Grasset, nous nous faisons volontiers l'écho des doctrines de notre Maître, et nous avouons franchement ne pouvoir admettre cette manière de voir. Faire de l'hystérie une maladie mentale, voilà qui est inadmissible, à nos yeux, et nous relevons cette assertion, non seulement au nom de la médecine légale, mais encore au nom de la clinique même (1).

Si on qualifie de maladie mentale toute maladie dans laquelle les phénomènes cérébraux psychologiques ont un grand rôle,

(1) Chabrun, *État mental des hystériques* (Th. Paris, 1878, t. VI, n° 395).
Legrand du Saulle, *État physique et mental des hystériques*, Paris, 1883.
Pick, *Troubles mentaux consécutifs à la grippe*, Paris, 1890.
Mairet, *Grippe et aliénation* (Mont. méd., mai 1890).
Ballet, *Sem. méd.*, 8 août 1891.

l'hystérie en fait alors partie, mais si, au contraire, on prend
les mots de « maladie mentale » dans leur vrai et vieux sens
classique, l'hystérie en est tout à fait à part. L'hystérie reste
une névrose cérébrale, ou mieux cortico-cérébrale, et M. Grasset, dans ses *Cliniques* (1), nous montre bien, en effet, le cas
de ce paralytique général, qui, pour retrouver son domicile,
se perdait dans les rues, s'il y songeait, et, au contraire, s'y
rendait très bien s'il était distrait et s'il n'y pensait pas. N'est-
ce point là une névrose cérébro-corticale?

Et d'ailleurs, n'y a-t-il pas une différence capitale entre le
mental vrai et l'hystérique? « L'hystérique, assiste souvent,
dit M. Grasset, avec les débris de sa personnalité consciente,
aux dévergondages pathologiques de son subconscient, mais il
sait que c'est pathologique, il ne croit pas que « ce soit arrivé. »
Combien tout autre est au contraire le mental, et que de fois,
durant notre séjour dans les asiles, avons-nous entendu de ces
longues tirades dans lesquelles la sincérité et la colère mar-
chaient côte à côte, où le malade réclamait sa liberté, prétendant
qu'il n'était point fou et voulant, au contraire, faire arrêter tous
ceux qui avaient contribué à son internement. Voilà le vrai
mental : le subconscient et le conscient sont ici séparés, et,
ce qui n'existait pas pour l'hystérique, la personnalité consciente est, de plus, détruite. L'aliéné prend pour normal son
état maladif, tous les autres sont fous pour lui : il croit, en un
mot, à son délire. L'hystérie n'est donc point une maladie
mentale et elle ne devient telle que si elle est compliquée.
« Supposez, dit M. Grasset (2), un degré de plus dans le mal :
l'altération porte sur la personnalité consciente elle-même ;
le malade n'assiste plus seulement à son rêve, il ne se contente plus de le jouer ou de le dire, il y croit : voilà l'état mental constitué : *l'hystérique est devenu fou.* »

(1) Grasset, *Cliniques*, p. 896.
(2) Grasset, *Mal. du syst. nerv.*, t. II, page 807.

Ce point nettement établi, discutons maintenant la théorie pathogénique mentale de l'hystérie, telle qu'elle a été formulée par l'École de la Salpêtrière, et voyons si on peut l'appliquer aux hystéries infectieuses prises en général.

On le sait, c'est sur cette pathogénie que l'École de la Salpêtrière, et l'École de Montpellier représentée par M. Grasset, sont dans le plus formel désaccord, et, sans doute, avec la modeste expérience que nous apportons, on nous trouvera bien téméraire de venir combattre la doctrine du grand Maître, tant admiré et regretté à la Salpêtrière. Mais nous entreprenons cette discussion avec une loyauté absolue, et, puisque nous y sommes convié, nous donnons notre humble opinion sur la question. La théorie de Charcot ne satisfait point notre esprit, et nous croyons en avoir une beaucoup plus rationnelle, pour lui substituer. Nous pensons donc bien faire en agissant de la sorte, et nous espérons que nos juges et nos lecteurs nous tiendront compte autant de notre bonne foi que de notre intention.

Pour ce qui est de l'hystéro-traumatisme, la théorie de Guinon peut s'appliquer à quelques cas, mais non à tous, et M. Grasset d'abord en 1888 (1) dans ses *Cliniques Médicales*, puis, plus tard, M. A. Billon (2) en 1891, ont bien prouvé que cette théorie ne pouvait être généralisée même pour l'hystérie traumatique. Il faut relire cette observation du malade de Marvéjols, qui a été le point de départ des études de notre Maître. Sans antécédents héréditaires ou personnels, sans soupçon de syphilis ou d'alcoolisme, sans aucune prédisposition névropathique, cet homme, employé aux chemins de fer, passe sous un tunnel, lorsqu'il est assailli par un individu caché qui tente de lui prendre sa sacoche. Il est surpris, mais

(1) Grasset, *Cliniques médicales : Hystéro-traumatisme*, p. 76.
(2) Billon, *Considérations sur l'hystéro-traumatisme* (Thèse Montp., 17 janvier 1891, n° 13).

ne perd pas son sang-froid, et se défait de son agresseur,
qui malheureusement, en s'enfuyant, lui plonge un coup de
couteau dans le côté droit de la poitrine. Il y a une légère
hémorragie, et le blessé fait quatre kilomètres pour pouvoir
être pansé. La plaie est cicatrisée, et, quatre mois après son
accident, il y a paralysie du bras, entre autres phénomènes
complétant le tableau névrosique général dont nous n'avons
pas à nous occuper en détail. Comment prétendre ici que la
paralysie brachiale est venue par auto-suggestion? Comment
appliquer la théorie de Guinon? Certainement, il y a eu de
l'émotion chez ce malade, mais, tandis qu'il se sert précisément de ses membres pour mettre en fuite son adversaire,
comment pouvoir prétendre que, dans son cerveau, l'idée suggestive va lui faire éclore cette paralysie de son bras, surtout
après un intervalle de quatre mois? C'est aller beaucoup trop
loin, à notre avis.

Dans la thèse de Billon, nous trouvons aussi, tout à fait au
début de son travail, une bien intéressante observation qui
vient également à l'appui de l'idée que nous soutenons. Il
s'agit d'un homme qui, *pendant son sommeil*, fut attaqué,
la nuit, par des malfaiteurs, reçut plusieurs coups de massue
et eut consécutivement une fracture du temporal. Sans s'éveil-
ler, le blessé tomba en syncope, ne reprit connaissance *qu'au
bout de quatre jours*, et présenta alors successivement une
aphasie transitoire, une hémianesthésie droite sans paralysie absolue et divers stigmates hystériques. Notons qu'il n'y
avait également ni alcoolisme, ni syphilis, rien en un mot
dans les antécédents héréditaires ou personnels, et que le
malade était vigoureux et d'une forte musculature. Comment
expliquer encore l'auto-suggestion? Ici, le traumatisme a eu
lieu pendant le sommeil, et, sans transition aucune, le malade perd la connaissance. Peut-on faire intervenir le *ner-
vous shock* en tant qu'impression consciente, puisque nous

passons sans transition du sommeil à la perte de connaissance ?
Pour admettre l'auto-suggestion, il faut admettre alors, dans
ce cas, qu'elle est venue lorsque le malade a repris sa connaissance ; mais, déjà, à ce moment-là, tous les phénomènes
nerveux existaient au réveil du malade.

Cette observation, très résumée, et qui est très étudiée par
son auteur, parle d'elle-même ; elle ne fait que corroborer,
plus nettement si c'est possible, celle dont nous venons de parler plus haut ; les deux réunies nous permettent de dire, sans
aucun parti pris, que la théorie de l'École de la Salpêtrière
ne peut s'appliquer à tous les cas d'hystérie traumatique.

Prenons maintenant la même théorie et essayons de l'appliquer à l'hystérie infectieuse. Nous résumerons, à ce propos, au lecteur, une observation d'hystérie paludéenne, que
nous avons pu suivre quotidiennement, alors que nous avions
l'honneur d'être dans le service de M. Grasset, et qui a été
publiée dans le *Montpellier médical* (1). Il s'agit d'un homme
de trente-neuf ans, ancien paludéen, qui, à la suite d'une
seconde atteinte de fièvre intermittente, rentre à l'hôpital.
Il en était à son traitement des semaines paroxystiques, lorsque trente-cinq jours après son entrée il a sa première crise
d'hystérie.

En admettant la théorie de l'auto-suggestion, il est tout
naturel de penser que sa crise va ressembler à un accès de
paludisme et que ses phénomènes hystériques vont repro-
duire le tableau de la malaria. Ce malade, en effet, sait s'observer ; il sait qu'il est paludéen ; il sait, ma foi, fort bien en
quoi consiste l'impaludisme ; il n'en ignore point les diverses
phases ni les divers symptômes. On s'attendait donc à une
névrose simulant ces accès. Il n'en a rien été. Il s'est agité ;
il se levait, cassait les divers objets qui étaient sous sa main;

(1) 1894, n° 21, p. 410.

mais, malgré nos plus fréquentes recherches, tandis que nous avons pu, dans la suite, assister. à diverses de ses crises ; malgré les renseignements que nous n'avons point manqué de prendre auprès de tous ceux qui l'entouraient, il n'a jamais présenté ni frisson, ni chaleur, ni sueur. Devant de pareils faits, que peut dire l'École de la Salpêtrière ?

Mais si, d'ailleurs, nous pénétrons plus avant dans cette observation, nous allons voir que notre conviction n'en sera que plus nette. A l'examen, en effet, de ce malade, nous ne tardâmes pas à constater que son champ visuel était rétréci, qu'il avait une hypesthésie très nette de tout le côté gauche, de l'anesthésie au niveau de l'avant-bras d'un côté et de la cuisse de l'autre, et enfin que son réflexe conjonctival était aboli tout comme son réflexe pharyngien. Comment expliquer, par l'idée de son impaludisme, l'apparition de tels stigmates ? Ici cette théorie est absolument impossible à invoquer.

En somme donc, la théorie de Guinon et de la Salpêtrière est incapable de rendre compte de tous les phénomènes sensitivo-moteurs observés dans certains cas d'hystéro-traumatisme, et, d'après ce que nous venons de voir, nous sommes, en outre, nettement dans l'impossibilité de l'adopter pour nous rendre compte de la pathogénie des hystéries infectieuses.

Comment donc alors expliquer ces phénomènes ?

2° THÉORIE MÉCANIQUE (théorie de l'asthénie). — Nous ne nous arrêterons pas longuement sur cette théorie que nous qualifierons « d'ancienne », bien qu'elle soit encore partagée par quelques auteurs modernes. C'est Gubler, Kirn et Guinon qui en ont été les défenseurs. Mais, eux-mêmes, avaient conscience que cette théorie de l'asthénie, ainsi qu'ils

la nommaient, ne procurait à l'esprit qu'une satisfaction relative.

Et de fait, Kræpelin écrivait lui-même : « Quant à admettre
que cette cause puisse encore agir, comme agent névropathique, des années après l'épuisement de la maladie, on ne saurait le faire : son influence ne saurait s'exercer au delà de
quelques semaines, de quelques mois au plus. »

Guinon (1) lui réserve un chapitre dans son ouvrage et là
considère toutefois encore parmi les nombreux facteurs pathogéniques qu'il étudie. « On imagine facilement, dit-il,
combien peuvent être variées les causes qui produisent ces
états pathologiques où dominent l'affaiblissement, l'asthénie
et en particulier l'asthénie nerveuse. » Et il passe successivement en revue les hémorragies, le surmenage physique et
intellectuel, les excès vénériens, l'onanisme, l'anémie et la
chlorose. Il donne quelques observations où chacun de ses
facteurs a son influence.

Landouzy a été peut-être un peu trop sévère en disant :
« Nommer cette théorie c'est en faire le procès. » Evidemment elle n'explique point tout et a besoin de s'expliquer elle-
même, mais enfin, elle doit faire partie des agents provocateurs de la névrose, et, réunie à d'autres causes, elle a sa
place dans la pathogénie.

Une maladie ébranle tout le système nerveux, et ce dernier,
fortement adultéré, est plus apte à voir persister ses troubles.
Quelle est, nous dira-t-on maintenant, la nature de cette adultération ? Pourquoi persiste-t-elle ? Pourquoi détermine-t-elle
la névrose ? C'est là une objection sérieuse, évidente : elle
détourne, en effet, le problème ; elle ne le résout pas.

Il y a une constatation, en outre, qui porte un plus grand
coup encore à cette théorie de l'asthénie. Si on l'admet, en
effet, il faut en déduire que les maladies asthénisantes par

(1) Guinon, *loc. cit.*, p. 120 et suiv.

excellence doivent s'acc·mpagner de troubles nerveux. Or
la clinique démontre le fait contraire (1). C'est ainsi que des
désordres psychiques très intenses se sont vus à la suite d'une
variole très bénigne par exemple, et que, par contre, certains
cas de rhumatisme articulaire aigu n'ont eu aucune action
nocive sur le système nerveux. Cette remarque est bien admise
et bien connue maintenant, et nous nous souvenons, maintes
fois, avoir entendu M. Grasset nous faire remarquer dans ses
cliniques le contraste qu'il y avait entre l'affaissement, les
souffrances de nombreux valétudinaires grippés, et l'infection
insignifiante presque qui en avait déterminé évidemment
l'éclosion (2).

On ne peut pas, en effet, assimiler l'épuisement d'un nerf
aux phénomènes complexes qui caractérisent une névrose.
Certainement les expériences très concluantes de M. le professeur Arloing, sur le pneumogastrique, démontrent bien que
l'épuisement de ce nerf accélère les battements cardiaques.
Mais la complexité des phénomènes que l'on observe nous
force à ne point étendre la même explication au système nerveux tout entier, et en déduire forcément que son asthénie le
rendra plus facilement excitable et le fera réagir avec plus de
vivacité.

Le même reproche peut être adressé à la théorie de l'anémie, à laquelle également on a voulu faire jouer un grand
rôle pathogénique. De ce qu'en effet, à la suite de maladies
anémiantes diverses, on a pu constater certains troubles nerveux, il y a loin à généraliser la chose, et à dire que la névrose trouve son application dans l'anémie. Les examens,
d'ailleurs, du sang ont montré que la généralisation était impossible, et la première observation d'hystérie post-grippale

(1) Potain, Bulletin médical (30 mars 1890).
(2) Voir aussi : Gaudichier, Grippe et travail médullaire (Progrès médical.
1890, p. 72).

de M. Grasset nous montrait en effet un individu qui avait jusqu'à cinq millions de globules par millimètre cube (1). On trouve bien quelquefois, à l'examen du sang, une diminution dans le nombre des globules rouges, mais elle est due alors à la période fébrile qui a existé et elle ne tarde pas à disparaître (2).

Gilles de la Tourette a étudié assez longuement cette question de l'anémie, et il en est arrivé à cette conclusion, qu'en règle générale elle ne s'observe pas dans les névroses. Evidemment, elle explique quelques cas, et Guinon lui accorde, lui aussi, une part dans l'étiologie, mais elle ne peut s'appliquer à tous, car il s'en faut que tous les hystériques soient des anémiques. Dans ce cas-là, en effet, la névrose n'encombrerait-elle pas nos hôpitaux ?

Sans abandonner cette même théorie mécanique, on a voulu trouver la clef des phénomènes névrosiques dans une explication tout à fait opposée aux précédentes, dans la *congestion cérébrale*. Le succès n'a guère été plus heureux, car si on a pu, de la sorte, expliquer les divers phénomènes durant le cours de la maladie, il n'en a plus été de même lorsqu'il a fallu les expliquer à une époque plus tardive. On nous objectera, sans doute, que c'est bien de la sorte que l'on se rend compte des rêves : l'irrigation sanguine cérébrale est troublée ; ici, il y a anémie ; là, au contraire, congestion. C'est exact, mais supposer à l'état de veille ce qui se passe dans le sommeil nous semble téméraire : nous admettons bien que, dans certains cas, la maladie infectieuse puisse déterminer dans une partie du cerveau des oblitérations vasculaires, et dans une autre un afflux sanguin compensateur, mais il nous est impos-

(1) Empereur, *La nutrition dans l'hystérie* (Th. Paris, 1876, t. VIII, n° 364).
Brouardel, *Hystérie et troubles de nutrition* (Congrès, Paris, 1889).
(2) Bouchard, *Maladies par ralentissement de la nutrition* (Paris, 1882).

sible de généraliser cette même théorie pour la pathogénie
de la névrose infectieuse.

Nous ne faisons que mentionner, pour être complet, l'opinion dont Christian s'est fait le défenseur en 1873 (1), et qui
consistait à admettre un réflexe pour expliquer la névrose.
« Toutes les maladies aiguës, dit-il, se ressemblent par un
point commun : elle se traduisent par une irritation périphérique, qui, retentissant sur le cerveau, peut produire le délire
par phénomène réflexe. » Ce n'est guère là, encore, que
reculer le problème. De quel point de la périphérie part ce
réflexe ? Quelle est son action ? Comment se fait-elle ? Voilà
tout autant de questions qu'il faudrait résoudre.

En résumé donc, on le voit, toutes ces différentes théories
pathogéniques que nous venons de passer en revue ne sont
pas généralisables. Elles ont une place dans la névrose ; elles
ne la constituent pas. Nous verrons plus tard que certaines
d'elles sont à noter, peuvent, jointes à d'autres causes, déterminer l'éclosion de l'hystérie, mais nous ne pouvons dire qu'elles
créent l'hystérie.

3ª THÉORIE INFECTIEUSE (2). — Nous arrivons enfin à cette
question délicate. Sortie de l'École de Montpellier, cette théorie a eu de nombreux détracteurs ; elle a été fort critiquée au
début et peu acceptée. Depuis, de nombreux travaux ont été
faits. Nous allons les rappeler aussi complètement que possible, et, de déduction en déduction, en nous basant sur des
expériences, nous arriverons à convaincre nos lecteurs qu'ici
est la vérité et la pathogénie la plus rationnelle des névroses
post-infectieuses et en particulier de l'hystérie post-grippale.

Nous avons déjà vu que la grippe est une maladie infectieuse, une maladie microbienne. Nous savons, de plus, — et

(1) Christian, *Arch. de médecine.*
(2) Nielly, *Dict. encycl. des sc. méd.* (art. Infection).

notre École a lutté jusqu'en ces derniers temps pour en arriver là, — que c'est une maladie générale. C'est là maintenant
un fait établi et admis par tous les pathologistes modernes :
nous n'y insistons donc pas plus longuement.

Nous voilà donc en face d'une maladie microbienne générale. Que va devenir le système nerveux? Va-t-il se soustraire à l'infection? Va-t-il la subir ?

Cette question, qui était pendante il n'y a encore que quelques années, est, croyons-nous, aujourd'hui bien nettement
tranchée : plus les travaux se multiplient, plus l'on voit l'infection envahir et expliquer la neuropathologie. L'action des
agents infectieux est d'abord démontrée expérimentalement
pour le système nerveux. Les expériences faites sur les animaux par Charrin (1), Bouchard, Roux et Yersin sont très
nettes à cet égard. On a pu produire des convulsions en injec-
tant chez des lapins des cultures de bacilles pyocyaniques, on
a eu également des paralysies, une augmentation évidente des
réflexes, une diminution même de la sensibilité. Toutes ces
expériences ne sont-elles pas très concluantes et ne prouvent-
elles pas l'action nocive des microbes sur le système nerveux?

Adressons-nous maintenant à la clinique et nous retrouve-
rons, de même, facilement, l'infection dans la neuropathologie. Pour les *enveloppes cérébrales*, la démonstration est
chose faite (2), et, il n'y a qu'à nous remémorer les leçons de
M. Grasset (3) sur ce sujet, pour être convaincu du fait.
Nous avons encore, bien présents à la mémoire, tous ces in-
téressants phénomènes qui se sont déroulés sous nos yeux,
chez ces trois militaires de la salle Martin-Tisson, et qui, tous

(1) Charrin, *Désordres fonctionnels dans l'infection expérimentale (Sem.
méd.*, 1894, n° 26).

(2) Leyden, *Méningite suppurée grippale* (Soc. méd. berlinoise, 10 février
1890).

(3) Grasset, *Montp. méd.*, 1894, n° 15, ou *Semaine méd.*, 1894, n° 14.

trois, eurent une méningite infectieuse. Ces observations ont
été magistralement étudiées par M. Grasset, et publiées dans
le *Montpellier médical* où nous renvoyons nos lecteurs. Qu'il
nous suffise de rappeler que dans les deux autopsies faites avec
beaucoup de soins, l'une par M. Kiener, l'autre par M. Morer,
les constatations furent des plus nettes, et que les recherches
bactériologiques donnèrent les résultats que l'on espérait. La
méningite infectieuse est donc démontrée (1).

Pour l'*atrophie musculaire progressive*, les résultats sont
aussi nets. Déjà admis par Raymond (2), le rôle de l'infection
a manifestement été démontré par les expériences de Roger (3),
qui, en faisant des inoculations à des lapins, a obtenu les lésions caractéristiques de la maladie.

Marie s'est également fait le défenseur (4) de la théorie
infectieuse pour le *tabes* et pour la *paralysie atrophique spinale de l'enfance*, et les arguments qu'il donne pour sa manière de voir sont si probants, que désormais son idée sera
partagée par tous les neuropathologistes.

Il en est de même pour la *sclérose en plaques*, que Marie
considère comme la « localisation médullo-encéphalique de la
détermination vasculaire de maladies générales diverses, qui
semblent constamment de nature infectieuse. »

Si l'on se rappelle, d'autre part, le rôle immense que joue
la *syphilis* pour la *paralysie générale*, on voit, sans peine,
que la clinique scientifique démontre, dans toute la neuropathologie, le rôle de l'infection et que, désormais, les maladies

(1) Sevestre, *De la pseudo-méningite grippale* (Soc. méd. des hôp., 27 mars
1890).
Adenot, *Méningites microbiennes* (Th. Lyon, 1889-1890, n° 494).
(2) Raymond, *Mal. du syst. ner.* Paris 1889 (page 357).
(3) Roger, *Expériences infectieuses sur l'atrophie musculaire progressive.*
(4) Marie, *Traité des maladies de la moelle.*

organiques du système nerveux doivent être considérées comme dues à des agents infectieux.

Mais, poussons plus loin encore nos constatations. Adressons-nous aux névroses elles-mêmes, et voyons, là aussi, le rôle que peut y jouer l'infection.

L'étiologie de la *rage* et du *tétanos* n'est-elle pas élucidée? Le microbe de Nicolaïew a été inoculé, et son action sur le système nerveux a été des plus nettes (1); les leçons de M. Pierret (2) ont fixé, d'autre part, l'étiologie infectieuse de la rage.

Il y a peu de temps encore, Triboulet (3), dans sa thèse inaugurale, s'appuyant sur un total de 327 cas, a nettement prouvé que la *chorée de Sydenham*, déjà étudiée par Voisinett (4), n'est autre chose qu'une maladie infectieuse, et nous nous souvenons avoir vu à la salle Fouquet, en février 1894, un jeune choréique, chez lequel l'étiologie infectieuse de la névrose était évidente (5).

Si nous passons maintenant à l'*épilepsie*, cette névrose qui a tant de points d'attache avec celle qui nous occupe plus particulièrement, nous ne sommes pas moins satisfait. Il n'y a qu'à lire, sur ce sujet, la mémoire de Lemoine (6) et les remarquables travaux de Marie (7) pour s'en faire une idée exacte: ils sont très catégoriques, et ce dernier auteur en arrive à cette conclusion que cette névrose est « le plus souvent infectieuse (8). »

(1) Grasset, *Mal. du syst. nerv.* (t. II, p. 607).
(2) Pierret, *Leçons cliniques*, 1886-1887.
(3) Triboulet, *Rôle de l'infection en chorée* (Th. Paris 1892-1893, n° 95).
(4) Voisinett, *Étude sur les différentes formes de myélites tuberculeuses* (Th. Paris 1884-1885, n° 290).
(5) Grasset, *Mal. du syst. nerv.* (t. II, p. 685).
(6) Lille, 1888.
(7) *Progrès médical* (29 octobre 1887), et *Sem. méd.* (13 juillet 1892).
(8) Grasset, *Mal. du syst. nerv.* (t. II, p. 884).

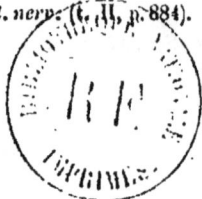

Pour ce qui regarde enfin l'*hystérie*, bien que la démonstration en soit un peu moins avancée, il n'est pas besoin d'être téméraire pour affirmer la même influence des agents infectieux. Les recherches expérimentales de Teissier, Roux et Pittion (1) confirment, en effet, notre manière de voir. Ces auteurs sont arrivés, par des inoculations, à produire chez l'animal la reproduction d'une affection semblable à l'infection grippale, par l'importance et l'intensité de la fièvre, par la gravité des phénomènes nerveux et par l'étroite ressemblance des courbes thermométriques : bien plus, ils sont parvenus à produire chez eux des paralysies et des convulsions. « Tantôt, nous dit M. Teissier, c'est la forme paraplégique qui domine ; accroupi sur le train postérieur, l'animal est dans l'impossibilité de faire des mouvements de propulsion en avant, il traîne péniblement après lui ses pattes de derrière ; d'autres fois, la parésie affecte la forme franchement hémiplégique. Ces phénomènes parétiques sont d'autres fois associés ou alternent avec des convulsions qui se présentent habituellement sous forme de grandes secousses généralisées, au milieu desquelles la mort survient (2). »

Ces faits ne sont-ils point suffisamment convaincants ? Évidemment, nous n'avons point encore expérimentalement réalisé une hystérie infectieuse ; mais, alors que l'infection joue un rôle si personnel, si évident et si capital, non seulement dans les maladies organiques du système nerveux, mais encore dans les névroses que nous venons de passer en revue, pourquoi ferait-elle exception dans l'hystérie ? Alors que toute la neuropathologie s'explique maintenant par les agents infectieux, pourquoi n'en point voir le même effet dans la névrose qui nous occupe ?

(1) Teissier, *Grippe-Influenza* (1re et 2e leçons).
(2) *Loc. cit.*, p. 25.

Gilles de la Tourette (1), entre autres auteurs modernes qui n'ont point voulu admettre cette manière de voir, n'est-il donc pas volontairement trop sévère en disant : « M. Grasset, dans la circonstance, nous semble avoir fait surtout à l'hystérie une application doctrinale d'idées qui lui sont chères » ? Nous venons de le voir, cette doctrine a pour base des faits, et non pas une théorie, comme il veut bien le dire. Nous avons vu les résultats que nous donne maintenant la clinique scientifique : ils sont suffisamment probants, et nous ne pouvons mieux faire que de transcrire cette réponse de M. Grasset : « N'aurais-je pas tout autant le droit de retourner, fort courtoisement du reste, à M. Gilles de la Tourette, son argument et de dire qu'il nous paraît avoir surtout voulu, dans tout cela, défendre des idées qui lui sont chères ? »

De tout ceci donc, nous sommes en droit de conclure, que, comme toutes les maladies organiques du système nerveux, comme la rage, le tétanos, la chorée et l'épilepsie, l'hystérie est, sinon toujours, du moins souvent, la conséquence certaine et directe de l'infection. Voyons maintenant quelle peut être la voie de ces microbes, et nous verrons ensuite comment ils agissent.

a) *Voies suivies par les microbes.* — Les routes que peuvent suivre les microbes pour arriver aux centres nerveux sont nombreuses, et tandis que les unes, par leurs bifurcations multipliées, peuvent les retarder dans leur marche, les autres, au contraire, les y entraînent avec rapidité.

Les voies les mieux connues et les plus rapides sont constituées par le courant sanguin : c'est le sang qui se charge du microbe et le transporte dans les centres. Comme on le conçoit sans peine, les désordres produits par ce mécanisme seront rapides et graves, surtout si le microbe est doué d'une

(1) *Loc. cit.,* p. 45.

grande vitalité. C'est alors, dans ce cas, que l'évolution des
phénomènes se généralisera rapidement : l'hystérie n'attendra
point la convalescence de la grippe pour se produire ; elle
éclatera presque en même temps, comme nous l'avons vu dans
certaines observations (obs. V, VI, VIII, XII, XIII, XIV,
XIX).

Les voies lymphatiques constituent une autre route pour
les microbes ; cette voie est aussi sûre que la première, il n'y
a qu'une seule différence, c'est qu'elle est plus lente. Cette
conséquence amène, partant, une dissémination plus longue ;
mais, il faut le remarquer, le passage du microbe d'une voie
à une autre est facile : une fois parvenu aux centres, il peut
très bien traverser les parois vasculaires des vaisseaux et arriver dans le système lymphatique en suivant la gaine péri-
vasculaire, qui fait partie de son domaine.

On voit déjà l'importance qu'ont ces voies lymphatiques
pour favoriser l'infection. Dans la moelle, nous le savons en
effet, elles forment un manchon aux tubes nerveux et aux
vaisseaux, elles servent de communication aux espaces sous-
duraux et sous-arachnoïdiens, par les entonnoirs de la pie-
mère et les gaines lymphatiques péri-vasculaires. On comprend donc combien le microbe se disséminera avec rapidité.

Les remarquables expériences de Key et Retzius (1), longuement décrites dans la thèse de Belous (2), montrent toute
l'importance des lymphatiques dans la région cérébrale, et
combien ils peuvent servir à faire progresser les microbes,
ces « bohémiens de la pathologie », ainsi que les nomme
M. Pierret.

L'agent pathogène est donc arrivé aux centres nerveux.
Que va-t-il produire ?

(1) *Studien in der Anatomie der Nerven systems und des Bindegewebes*, Stoc-
kholm, 1875.
(2) *Loc. cit.*, p. 77.

b) Comment agit le microbe ? — Les humeurs normales, qui se trouvent dans notre organisme, offrent, selon l'état chimique qu'elles présentent, un milieu plus ou moins favorable à l'évolution des germes pathogènes. Mais, selon toute probabilité, cet état doit être variable avec l'âge de l'individu et avec les saisons, et chaque microorganisme doit demander un état spécial, particulier.

Selon la judicieuse remarque de M. Pierret, « l'enfant fait l'essai de tous les microbes », et il est, en effet, d'une constatation commune que, dans le jeune âge, on trouve de nombreuses maladies infectieuses qui épargnent plus tard l'organisme d'un adulte. Dès notre naissance, tous les milliers de microbes qui nous entourent nous envahissent donc : une vive lutte s'établit entre nous et ces microorganismes : tantôt nous n'avons affaire qu'à une variété particulière de microbe, tantôt, au contraire, plusieurs variétés de microbes nous livrent bataille à la fois (1).

Nous voici donc dans un milieu favorable au microorganisme ; que va-t-il se produire ? Deux ordres de phénomènes : une réaction ou traumatisme microbien organique et une réaction chimique ou intoxication.

c) Réaction organique (théorie du traumatisme microbien). — Elle se manifestera par des phénomènes inflammatoires. Il y aura de la congestion. Il se formera, dans les gaines périvasculaires dont nous avons parlé, une exsudation abondante de cellules lymphatiques ; des ruptures même pourront se produire et il en résultera une infiltration de ces cellules dans les tubes nerveux. Il pourra se former également, par suite de la congestion, des ruptures de vaisseaux capillaires,

(1) Charrin, *Résistance de l'organisme à l'action des microbes* (*Sem. méd.* 1887, page 436).

7

et par conséquent, dans les diverses parties de l'axe médullaire, il pourra y avoir des hémorragies capillaires.

Puis le microorganisme, jouissant d'une grande vitalité et ne faisant qu'augmenter son évolution, il y aura, par la prolifération des cellules lymphatiques, de la compression vasculaire et des phénomènes de trombose. Tous les symptômes nerveux peuvent alors se produire par suite de foyers de ramollissement ou de sclérose. Ils varieront naturellement selon la région qui sera atteinte : on observera des phénomènes moteurs associés ou non à des phénomènes sensitifs localisés à un membre ou une partie du membre et inversement. Il est évident que la vitalité des tissus humains joue un grand rôle dans la lutte que soutient l'organisme contre l'agent infectieux : c'est d'elle que dépend la dissémination de ce dernier.

Tout ce que nous venons de dire a besoin évidemment d'être contrôlé par de nouvelles recherches : tout ce processus vasculaire que nous invoquons n'est pas expérimentalement prouvé, tout au moins pour les névroses. Mais ne peut-on pas le supposer, bien qu'il n'apparaisse point à l'aide des moyens d'investigations que nous avons sous la main ? *Natura saltus non facit.* Avant la lésion organique, s'affichant dans toute sa brutalité, ne pourrait-il pas y avoir une lésion dynamique, un trouble de nutrition cellulaire ? En étendant de cette façon l'idée de Marie, nous arrivons donc à nous rendre compte de la névrose.

(d) *Réaction chimique (théorie de l'intoxication).* — Sans agir par lui-même, l'agent pathogène ne peut-il pas produire la névrose par ses toxines ? L'hystérie n'est-elle pas une toxi-infection ? C'est là une idée que nous trouvons dans la thèse de Brionne (1), qui a été reprise depuis, et qui, à la suite de patientes expériences, a prouvé qu'elle avait bien sa raison d'être et que l'on pouvait la discuter.

(1) *Loc. cit.*

Les toxines microbiennes d'abord peuvent, en effet, expliquer l'apparition de l'hystérie à la convalescence de la grippe; plus tard, lorsque les microbes ont disparu, cette théorie n'est plus applicable, puisque les toxines disparaissent par ce même fait.

Les expériences sur les toxines microbiennes ont été faites par Bouchard, Robin, Charrin et Teissier. Nous avons vu les travaux de ce dernier en abordant la théorie infectieuse de l'hystérie, et, au sujet des toxines, l'auteur dit textuellement (1) : « Nous n'avons aucune hésitation à affirmer que c'est à des toxines que le microorganisme de la grippe doit la majeure partie de ses effets pathogènes. Comment comprendre autrement la soudaineté parfois si grande et l'intensité des phénomènes d'invasion; comment rendre compte autrement de l'influence éminemment déprimante de la grippe ? N'est-ce pas à l'existence de ces toxines encore non isolées, qu'il faut attribuer la mort si rapide des animaux inoculés avec les cultures sporifères de la pomme de terre et chez lesquels on voit survenir parfois, dès la deuxième heure après l'inoculation, une diarrhée intense, des convulsions, une hypothermie souvent de quatre degrés ? »

Pour tâcher d'expliquer la névrose, lorsqu'elle se produira, longtemps après l'infection grippale, longtemps après la disparition des microbes et de leurs toxines, ne peut-on pas penser à une intoxication causée par les produits normaux de notre organisme, autrement dit à un auto-intoxication. Depuis les travaux de Bouchard (2) et de ses élèves, cette théorie a fait, en effet, de grands progrès et nous allons voir que, tout en étant accessoire, elle n'est cependant point à dédaigner totalement, pour ce qui regarde la pathogénie de la névrose post-grippale.

(1) *Loc. cit.*, pages 2 à 6.
(2) Bouchard, *Première leçon sur les auto-intoxications* (infection), 1887.

— 104 —

Cette auto-intoxication a des sources nombreuses : elle peut venir en effet, des urines, du foie, de la rate, de la peau et des glandes qui y sont annexées : elle confirme le mot de Bouchard : « L'homme est un réceptacle ou un laboratoire de poisons. » Toutes ces toxines doivent avoir une influence sur le système nerveux, et doivent pouvoir créer une névrose par intoxication, comme ils créent une folie par intoxication. Notre but ici n'est pas de sacrifier toutes les théories à une seule : nous voulons voir ce que chacune contient de vérité et fixer le lecteur sur celle qui nous satisfait le plus.

Les névroses ont été considérées depuis longtemps comme dues à une intoxication, et Galien nous parle en effet des humeurs peccantes élaborées par la matrice et transportées au cerveau où elles arrivent à produire la passion utérine, qui n'est autre chose que l'hystérie. Mais dans la littérature comtemporaine, ce même rapprochement existe, et Bouchard, Siredey (1), Hischmann (2), Raphély (3), Charrin (4), Raynal (5), Crespin (6), ont successivement fait des études sur ces diverses intoxications (7).

Les conditions pour qu'une auto-intoxication puisse se produire sont en effet multiples, mais c'est surtout dans les cas d'insuffisance hépatique, qu'elle est la plus commune. Raphély a étudié plus particulièrement l'intoxication qui se produit, lorsque le foie ne neutralise pas tous les produits toxiques fabriqués dans le tube digestif, et, il en conclut que ces toxines sont absorbées et qu'elles réagissent ensuite de nou-

(1) Siredey, *Rev. de méd.*, 1886: *Lésion du foie et phénomènes infectieux.*
(2) Hischmann, *Intoxication et hystérie* (Th. Paris, 1887-1888, n° 133).
(3) Raphély, *Intox. par insuff. hépathique* (Th., Lyon, 1888-1889, n° 462).
(4) Charrin, *Principaux sympt. de l'infection* (Tr. de méd., t. I, page 89).
(5) Raynal, *Infl. de la grippe sur la pathogénie de l'ictère grave* (Th. Paris, 1892-1893, n° 305.
(6) Crespin, *loc. cit.*
(7) Rendu, *Grippe et Ictère* (Sem. méd., 1895, n° 32).

veau sur le foie, de manière à former entre l'organisme et
cet organe particulier un cercle vicieux qui a pour résultat
d'aboutir à une adultération générale de l'individu.

De même, M. Teissier, au Congrès de Paris, insiste sur
les névroses consécutives à une lésion hépatique, et, en 1891,
se faisant l'échode ces doctrines, Bronner fait du tabes lié à la
cirrhose hypertrophique le sujet de sa thèse inaugurale (1).

Des phénomènes d'intoxication peuvent donc se produire
à la suite d'une altération hépatique. Cette lésion, en effet, est
très fréquente dans les maladies infectieuses. Mais dans le
cours d'une grippe, par exemple, pourra-t-on reconnaître, au
milieu de tant de phénomènes, cette lésion du foie, et pourra-
t-on, si l'on constate sa présence, retarder par un traitement
convenable l'éclosion de la névrose consécutive ? C'est là un
point délicat, et de fait, si nous nous rapportons à nos observations, nous constatons que deux fois seulement cet examen
a été fait (obs. XVII et XX).

Il n'en résulte pas moins que, comme le dit déjà Muller (2)
en 1885, le rôle des auto-intoxications est indiscutable dans la
genèse des névroses. La thèse de notre Maître et ami Chevalier-Lavaure (3) qui est très explicite pour la pathogénie de
l'aliénation mentale, et à laquelle nous renvoyons nos lecteurs pour avoir plus de détails, nous confirme bien dans
cette idée que les névroses, comme la mélancolie et la manie,
peuvent, avec une prédisposition naturellement, être créées
par une auto-intoxication hépatique. Désormais donc, nous
croyons qu'il faut tenir compte de cet élément de diagnostic,
et pour notre part nous ne l'oublierons pas.

(1) Bronner, *Tabes et cirrhose hypertrophique* (Th. Lyon, 1891-92, n° 661).
(2) *Rôle des éléments dyscrasiques dans la genèse des névroses* (*Neuro-
logisches Centralblatt*).
(3) Chevalier-Lavaure, *Des auto-intoxications dans les maladies mentales*
(Th. Bordeaux, 1889-90, n° 56).

Nous venons de voir le foie contribuer à l'éclosion d'une névrose; mais supposons, en plus, les émonctoires altérés, que va-t-il se produire? Il est naturel que l'individu, faisant une provision de toxines, et ne pouvant les éliminer, aura moins de chances d'échapper à cette auto-intoxication et que la névrose se fera jour plus tôt.

Or il est universellement reconnu et démontré que, dans les maladies infectieuses, l'appareil rénal est touché, et, comme le dit Landouzy, « les complications rénales sont aux maladies infectieuses ce qu'est l'endocardite au rhumatisme.» Cette idée, qui est poussée un peu trop loin, ne doit pas cependant nous faire croire que, constamment, dans toute maladie infectieuse, il doit y avoir néphrite. Mais, sans aller jusque-là, la chose est fréquente et mérite d'être signalée, après les travaux de Teissier et Roux, de Robin (1), de Hösslin (2), de Raymond (3), de Dieulafoy (4).

On explique les phénomènes nerveux facilement par l'urémie : il y a insuffisance urinaire plus ou moins intense, les poisons fabriqués par l'organisme n'étant pas éliminés ; ce n'est point un poison unique, comme on l'a cru, mais, comme l'a très bien démontré Bouchard, il faut imputer les accidents urémiques, non pas à un seul, mais à tous les principes. Il en résulterait que la névrose serait produite par une dyscrasie, provenant elle-même de la rétention des produits normaux qui n'ont pas été éliminés par les reins.

Il est regrettable que nous n'ayons pu faire sur l'hystérie des expériences sur l'urine. Dans l'épilepsie, ne savons-nous pas que les urines sont hypotoxiques avant la crise et hyper-

(1) Robin, Urologie de la variole.

(2) Maladies psychiques dans la néphrite chronique (Centralblatt klin. med., 1890, p. 293).

(3) Raymond, Néphrite chronique et folie (Arch. génér. de méd., 1880-1882). — Albuminurie et psychoses (Gaz méd. de Paris, 1890).

(4) Folie brightique (Soc. méd. des hôpitaux, 1883-1885).

toxiques après? N'en serait-il pas de même de l'hystérie? Nous connaissons les étroits rapports qui existent entre les névroses et les maladies du système nerveux, et alors quoi d'étonnant que celles-ci aient une pathogénie semblable à celle qui explique les maladies organiques? On comprend par là combien cette théorie de l'auto-intoxication est susceptible d'extension, et combien elle peut être la base de toutes les névroses.

En résumé donc, dans ce long chapitre de pathogénie infectieuse, nous venons de voir que les microbes ou leurs toxines vont au système nerveux, nous avons vu les voies qu'ils prennent pour s'y rendre, la façon dont ils agissent, et les différentes auto-intoxications qui peuvent les aider dans leur marche ou leur dissémination. La théorie infectieuse est donc étudiée dans son ensemble et nous avions raison de dire, au début de ce chapitre, que c'était celle qui satisfaisait le plus notre esprit.

Il y a toutefois encore une question délicate à trancher, avant d'en finir sur cette intoxication. C'est celle qui consiste à se demander si la grippe peut créer de toutes pièces l'hystérie.

Quelques auteurs l'ont prétendu et ont cru le prouver par des exemples. C'est ainsi que nous lisons dans la thèse de Dore (1) : « S'il est vrai que dans le plus grand nombre des cas, la grippe ne fait que réveiller un délire, qui, ayant déjà existé, a momentanément disparu, s'il est vrai que la grippe ne fait qu'amener l'éclosion d'une maladie mentale, dont le germe n'attendait que le moment favorable à son évolution, nous croyons suffisamment avoir établi, et par des exemples assez nombreux et assez caractéristiques, que la grippe peut aussi jouer un rôle essentiel, prépondérant, et créer *de toutes pièces*, alors que rien n'en faisait supposer la réalisation, des troubles cérébraux plus ou moins graves. »

(1) Dore, *loc. cit.*, p. 68.

L'exemple sur lequel s'appuie l'auteur, pour en arriver à cette conclusion, ne nous semble pas aussi probant que ce qu'il veut bien le dire. Il s'agit, en effet, d'une jeune mère, qui fut atteinte d'hystérie, et chez laquelle il fut impossible de trouver une seule tare névropathique dans les antécédents. Or, cette femme eut sa névrose au moment même où elle allaitait son enfant. Dore constate très bien ce fait, mais, il n'y attache pas, croyons-nous, suffisamment d'importance. Quoiqu'il en dise, la lactation chez une femme est toujours une cause débilitante, et, même chez la mère la plus forte, il y a toujours une asthénie aussi nette qu'inévitable.

Et puis, ne sait-on pas, en outre, l'énorme difficulté qu'il y a, pour un médecin, lorsqu'il s'agit de remonter dans les antécédents de l'individu lui-même, ou de la famille du malade ? La grande patience qu'il faut avoir, avec un malade ordinaire, lorsque l'on en est à ces recherches, est de beaucoup augmentée, lorsque l'on a affaire à des névropathes. Nous ne parlons pas seulement ici de l'interrogatoire personnel du malade, car tout le monde connaît ce caractère étrange de l'hystérique, qui, malgré les plus pressantes questions, conservera le mutisme le plus absolu, ou bien encore dira le contraire de la vérité pour le seul plaisir de mentir et de se rendre intéressant. Tout ce coin est bien connu, et la Leçon de M. Grasset (1) intitulée : *Le roman d'une hystérique hypnotisable* fait bien voir tout ce dont est capable une névrosée.

Mais, à côté de cet interrogatoire personnel si pénible, nous voulons encore parler de la difficulté que l'on éprouve dans l'interrogatoire des parents du névrosé. Rien, en effet, ne répugne davantage à un membre d'une famille, que d'avouer des antécédents névropathiques. Nous l'avons constaté bien des fois, dans notre passage dans les Asiles, au moment de la

(1) Grasset, *Cliniques*, p. 633.

réception d'un aliéné, et malgré notre grande insistance auprès
de la famille à laquelle nous faisions remarquer que cela était
très utile pour le traitement du malade, bien souvent il nous a
fallu attendre l'arrivée d'un ami ou d'une connaissance pour
savoir au juste ce qui en était, et pour trouver ce point noir
tant cherché. On ne peut donc jamais prétendre avoir suffisamment fouillé les antécédents personnels et héréditaires d'un
névrosé, et il y a toujours un coin obscur dans le tableau.

Pour ces différentes raisons, nous croyons donc qu'il est
plus sage de dire qu'il faut une prédisposition, si minime soit-
elle, pour qu'une maladie infectieuse, et la grippe en particulier, puisse faire éclore une névrose. C'est l'idée partagée par
Brionne (1) : « On a vu, dit-il, la grippe *provoquer* de toutes
pièces des attaques franches d'hystérie qui ne s'était jamais
manifestée jusque-là. »

Crespin est, avec raison, plus catégorique encore (2) :
« Toutes ces raisons pathogéniques ne sont recevables, dit-il,
qu'autant qu'elles supposent au-dessus d'elles l'hérédité, soit
névropathique, soit arthritique : c'est l'hérédité qui détermi-
nera l'orientation spéciale de ces troubles nerveux, soit vers
l'hystérie, soit vers la neurasthénie par exemple, et souvent
les causes énumérées précédemment ne feront que *réveiller
une prédisposition endormie.* »

Blocq est absolument du même avis : « L'influenza, dit-
il (3), provoque l'éclosion des hystéries déjà *couvées.* » Et
quelques pages plus loin (4) : « L'influenza ne semble pas
avoir été capable de créer de toutes pièces des névropathies
qui lui soient propres. »

(1) *Loc. cit.,* p. 25.
(2) *Loc. cit.,* p. 87.
(3) *Étude sur les maladies nerveuses,* 1894, p. 47.
(4) *Loc. cit.,* p. 51.

L'opinion enfin de M. Grasset est toute aussi nette (3) :
« L'infection ne rend pas hystérique tout le monde : il faut
encore un *élément causal pour la localisation.* » C'est là, en
effet, croyons-nous, qu'il faut s'en tenir : chez un névrosé
post-grippal on doit toujours trouver un point faible dans les
antécédents personnels ou héréditaires, ou bien encore dans
le tempérament personnel : ce sera toujours un individu affaibli qui n'aura pas pu résister à la névrose, et dont le système nerveux était le « locus minoris resistentiæ. » Le terrain
sur lequel l'infection a produit ces complications était déjà
préparé par des tares légères, comme le dit Bidon (4) : « L'influenza a été un orage dans l'existence pathologique de nombreux sujets, et le torrent qu'il a déchaîné a suivi la voie que
lui avaient préparé les conditions prédisposantes habituelles. »
C'est là, pour nous, la juste part de la vérité.

Tout ce qui précède montre, croyons-nous, bien suffisamment que la théorie infectieuse de l'hystérie, d'où qu'elle
vienne, que les « idées chères » de M. Grasset, sont démon-
trées par la clinique et par la théorie. Nous le répétons, l'infection domine, de nos jours, toute la neuropathologie, et
l'hystérie ne fait pas exception, comme on a voulu l'admettre.
Enfin, on doit tenir grand compte dans la pathologie infectieuse
de la question du terrain. Très différencié par les fonctions,
mais non par sa vie intime, qui est, à quelques nuances près,
celle de tous nos tissus vivants, notre système nerveux, comme
le remarque Guertin (3), est aussi apte à subir l'atteinte des
agents pathogènes, que n'importe quel autre point de notre
organisme : mais les centres nerveux ont besoin d'une pré-
paration. Le plus souvent, c'est l'hérédité qui le prédispose et
affaiblit sa résistance.

(1) *Montp. méd.*, 1894, p. 424 (n° 21).
(2) *Rev. méd.*, 1890, p. 840.
(3) *Loc. cit.*

V

ANATOMIE PATHOLOGIQUE

On prévoit la brièveté forcée de ce chapitre, — qui figure ici surtout pour compléter le plan de notre travail, — l'hystérie faisant encore partie de ce groupe des névroses, que l'on a pourtant restreint dans ces dernières années et qui est destiné à disparaître.

Il n'est pas admissible, en effet, que des troubles aussi graves que ceux de l'hystérie, de l'épilepsie, de la paralysie agitante, se produisent, sans entraîner avec eux une lésion matérielle, appréciable. C'est là aussi l'opinion de Strumpell, qui soutient qu'il y a dans l'hystérie « des lésions matérielles inconnues, mais certaines ». Les progrès de l'anatomie pathologique ne tarderont pas, nous l'espérons, à restreindre ce cadre des névroses, d'où, il n'y a pas longtemps, on a déjà rayé la paralysie générale et l'ataxie locomotrice. Ce qui, peut-être, fera tarder la solution de l'hystérie, c'est, qu'en effet, il n'est pas possible de faire des autopsies de malades morts d'hystérie. On meurt bien hystérique, mais on ne meurt pas de l'hystérie. Les complications qui déterminent la mort, l'emportent alors sur la névrose, et de même qu'elles en cachaient les symptômes, de même elles en masquent les lésions.

On le voit donc, l'étude anatomo-pathologique de l'hystérie offre une difficulté à peu près insurmontable. Quand il s'agit d'un processus aigu, déterminant la mort par lui-même, on peut prendre l'agent infectieux sur le fait. Mais ici, il n'en

est plus de même, et l'on en est réduit à émettre des hypo-
thèses plus ou moins fondées.

Briquet (1) a été un des premiers à vouloir nous donner un
exposé des lésions hystériques, mais les idées que l'on avait
à son époque sur la névrose n'étaient point encore assez justes.
C'est ainsi qu'il examine longuement les lésions que l'on peut
trouver dans les organes génitaux, l'utérus en particulier, et
nous savons maintenant ce qu'il y a de faux dans cette concep-
tion de l'hystérie.

Ch. Lepois et Willis ont bien signalé aussi de l'œdème de
la pie-mère, des collections séreuses dans les ventricules et à
la base du cerveau, mais ils avaient là des cas de mort par
méningite chronique, et, dès lors, leur constatation perd sa
valeur. Les recherches anatomo-pathologiques, d'ailleurs, de
cette époque, n'étaient point encore suffisamment avancées,
et nous ne nous étonnons pas de la conclusion à laquelle arrive
Briquet. « L'hystérie est donc, nous dit-il, une lésion dont la
cause matérielle échappe à nos sens ; voudrait-on, devançant
les faits, prétendre que, bien que invisible, cette cause matérielle existe ? Ce serait, ce me semble, manquer de philoso-
phie. L'hystérie, tout le monde en convient, se manifeste par
un trouble dans les actions nerveuses. Or ce que nous nom-
mons influx nerveux est-il un fluide analogue à celui duquel
résultent les actions électriques, une véritable matière qui peut
être troublée dans sa composition ; est-il tout simplement le
résultat d'ondulations analogues à celles qui, selon Fresnel,
produisent la chaleur et la lumière, c'est-à-dire une simple
modification du mouvement? Jusqu'à présent personne n'en
sait rien, et il me semble prématuré de vouloir prendre un
parti dans une question de matérialité. »

Mais, si nous poursuivons nos recherches dans les traités

(1) Briquet, *Traité clinique et thérapeutique de l'hystérie*, Paris, 1859.

les plus récents de neuropathologie, nous constatons malheureusement que cette question n'a fait aucun progrès, puisque, la plupart du temps, elle n'est même pas signalée, comme par exemple dans le très remarquable ouvrage de Gilles de la Tourette.

M. Grasset qui, dans son *Traité des maladies du système nerveux* (1), consacre quelques mots sur ce point, dit textuellement que « l'hystérie est toujours une vraie névrose, qu'il n'y a pas de lésion le plus souvent, et, en tout cas, qu'il n'y a pas de lésion constante. »

Au début de ce chapitre, l'idée que nous avons émise est en désaccord avec celle de notre Maître. C'est avec le plus grand regret que nous ne pouvons la rectifier, et nous espérons que M. Grasset nous excusera de ne point partager totalement son idée. Il nous semble, en effet, qu'une lésion s'impose dans l'hystérie. Elle n'est point encore connue jusqu'ici, soit; mais les progrès de l'anatomie pathologique combleront bientôt, nous l'espérons, cette lacune : l'hystérie doit disparaître du groupe des névroses.

(1) T. II, p. 786.

VI

SYMPTOMATOLOGIE

La difficulté que signalent MM. Grasset et Rauzier, dès les premières lignes de la symptomatologie de l'hystérie en général, est augmentée dans l'hystérie post-grippale, et nous n'étonnerons personne en disant, après avoir parcouru les diverses observations qui précèdent, qu'il est impossible de présenter une symptomatologie d'ensemble. Après tous les divers travaux qui ont été faits, en effet, sur la grippe en particulier, l'on s'est accordé pour dire que cette infection présentait une grande variété morphologique. C'est une infection qui peut atteindre tout notre organisme, et l'on voit par là combien il est difficile de ramener toutes les formes à des types bien définis (1).

Il en est absolument de même de l'hystérie post-grippale, et nous n'avons, en effet, qu'à nous remémorer nos observations, pour constater que presque toutes diffèrent l'une de l'autre. Tantôt, en effet, ce sont les phénomènes moteurs qui dominent (obs I, XX, XXII, XXIII); tantôt ce sont les troubles hémianesthésiques (obs. VI, X, XVI) ; tantôt c'est la forme mentale qui l'emporte (obs. II, XII, XIII, XIV, XV, XVII); tantôt c'est du mutisme (obs. XXII) ; tantôt c'est la forme convulsive (obs. V, VII, XXIV); tantôt c'est la douleur (obs. VIII, IX, XI) ; tantôt enfin c'est la forme syncopale avec crises de sommeil (obs. XXV).

A les regarder de près, on voit même que toutes ces diver-

(1) Grasset, *Cliniques* (*Loc. cit*).

ses formes se combinent entre elles, comme l'a vu le Joubioux, et qu'il est difficile parfois, dans une observation, de
dire quel est le trouble dominant.

Tous les auteurs n'ont pu vaincre cette difficulté, et Biet,
au mois d'avril dernier, dans sa thèse inaugurale, résumant
la question, disait : « Tantôt, à la suite d'une grippe légère,
le ou la malade éprouve une légère crise d'énervement, avec
sensation de boule au gosier, se terminant par d'abondantes
larmes et une émission considérable d'urines incolores, et tout
rentre dans l'ordre ; — tantôt il se produit une ou plusieurs
attaques assez fortes, qui peuvent être accompagnées de délire, avec hallucinations conscientes ; — tantôt c'est une manifestation viscérale de l'hystérie : congestion pulmonaire fugace
par exemple, soudaine, sans toux ni fièvre, avec violente douleur
de côté et phénomènes hystéroïdes (boule, soubresauts, palpitations, envies de s'étirer), puis la guérison survient ; — tantôt
survient une crise (palpitations, boule, sifflements d'oreille,
crise de pleurs), qui se répète fréquemment pendant plusieurs semaines puis disparaît ; — signalons enfin la grande
hystérie ou hystéro-épilepsie, suivie de phénomènes nerveux
de même nature, très tenaces, et de crises souvent répé-
tées (1). »

On le voit donc, la symptomatologie de l'hystérie n'a rien
de fixe : on ne peut pas la caractériser. Nous avons vu plus
haut que, jusqu'à un certain point, les autres hystéries toxiques avaient un signe particulier qui permettait de les distinguer l'une de l'autre. Nous avons vu que chaque névrose infectieuse était presque à part. Ici il n'en est rien, et c'est là
même un des caractères de la névrose qui nous occupe, que
de ne pouvoir être distincte tout à fait, que de ne pas avoir
de cachet particulier, semblant prouver ainsi que c'est bien la

(1) *Loc. cit.*, p. 27.

grippe — elle-même impossible à limiter — qui l'a fait éclore.

Dès 1890, Ferrand (1) donnait ainsi son opinion sur la question : « Les accidents nerveux de la grippe peuvent se résumer ainsi : au début, accidents nerveux caractérisés par une hyperexcitabilité des fonctions nerveuses, laquelle s'est manifestée surtout par des douleurs de la tête et des membres, parfois même par un délire aigu et violent, délire d'action, auquel dans l'épidémie de 1837, on a pu, à New-York, attribuer l'élévation du chiffre de suicides. »

Serrant de plus près la question, Mendel (2) disait en 1890 : « Sans doute les psychoses consécutives à l'influenza *ne se distinguent en rien* de celles qui suivent les maladies aiguës », et, à la même séance, Munter (3) approuvait cette idée en ajoutant : « Les psychoses qui succèdent à l'inflenza n'ont jusqu'à présent révélé aucune particularité qui soit *propre à* cette maladie. »

Plus tard, Ulliel, dans sa thèse inaugurale, ajoute également (4) : « Étant données les voies de transport des microbes dans l'économie, on s'explique la multitude des points qui peuvent être atteints, la diffusion des lésions, et, par suite, *la marche bizarre* et la coexistence curieuse des divers symptômes. »

Plus récemment, Bidon, dans l'intéressant mémoire dont nous avons déjà parlé, est du même avis : « L'hystérie *sous toutes ses formes*, dit-il (5), peut être la conséquence de la grippe. »

Dans son *Traité des maladies nerveuses*, Blocq, après avoir reconnu la difficulté qu'il y a à classer les symptômes de

---

(1) 21 février 1890.
(2) Mendel, *Soc. psychiatrique Berlin* (15 mars 1890).
(3) Munter, *Soc. psychiatrique Berlin* (même séance).
(4) Ulliel, *loc. cit.*, page 61.
(5) Bidon, *loc. cit.*

l'hystérie en général, dit, pour l'hystérie infectieuse plus par-
ticulièrement(1) : « Elle ne diffère pas cliniquement, *comme on
on pouvait s'y attendre*, des mêmes névroses lorsqu'elles surviennent à la suite d'une émotion morale ou d'une intoxication. »

On le voit, tous les auteurs ont donc la même idée sur cette
question. Il n'y a pas une symptomatologie de l'hystérie infectieuse : il y a des symptomatologies. Impossible de les caractériser en quelques mots. Elle varient avec l'individu,
avec ses antécédents, avec ses tares névropathiques, avec
son *locus minoris resistentiæ*. C'est l'individu en un mot
qui crée sa symptomatologie. Contrairement à presque toutes
les autres hystéries toxiques qui, nous l'avons vu, ont chacune
un caractère particulier, il est impossible d'en trouver pour
celle-ci, et c'est précisément là ce qui la différencie des autres.
La localisation des germes morbides est tellement capricieuse
que, suivant qu'elle se fait dans tel ou tel système, elle
donne lieu à tel ou tel symptôme.

(1) *Loc. cit.*, page 48.

VII

MARCHE. — DURÉE ET TERMINAISONS

L'hystérie, malgré le caractère transitoire de quelques-unes de ses manifestations, n'est cependant pas une maladie intermittente. Sa *marche*, que les diverses circonstances extérieures altèrent fortement, n'est assujettie à aucune règle fixe ; toutefois l'on peut néanmoins ramener à un certain nombre de types généraux toutes les variétés qu'elle présente dans son évolution.

Briquet (1) distingue, en effet, l'hystérie aiguë et l'hystérie chronique. La première sort de notre domaine, puisqu'elle naît « à la suite de l'action soudaine et instantanée d'une cause puissante, telles que les émotions violentes, la frayeur, les mauvais traitements, la vue inopinée d'une attaque d'hystérie, l'arrêt brusque des menstruations. » L'hystérie post-grippale est, en effet, au contraire chronique : nous avons vu que la grippe ne pouvait, de toutes pièces, créer la névrose. Nous avons donc toujours affaire à des individus prédisposés quant à leur système nerveux : il a fallu l'intervention de l'infection pour voir l'hystérie se faire jour.

On a voulu, avec raison, étudier les circonstances qui peuvent amener la suspension des accidents jusqu'à la guérison même de la névrose, et, après Briquet, Axenfeld et Huchard ont étudié cette question en détail (2). On s'accorde à reconnaître que, pour la femme, le plus important est le rétablisse-

(1) Briquet, *loc., cit.,* p. 491.
(2) *Traité des névroses,* 1883, page 1064.

ment des règles. Le soulagement que produit cette fonction est sans conteste, et peut certainement expliquer les remarquables résultats que l'on peut voir en détail dans l'ouvrage de Briquet.

Le mariage a également de l'influence sur l'hystérie, non pas, comme le remarquent les auteurs, par la satisfaction que l'on donne aux besoins génitaux, mais bien mieux par le rétablissement de la menstruation que donnent les rapports conjugaux et par l'amélioration dans la position de la malade qui n'est plus sujette aux chagrins ni aux soucis de sa vie passée. Cette question du mariage dans l'hystérie date d'Hippocrate, qui la recommandait ouvertement : *ego impero virgines his morbis affectas quam citissime cum viro jungi.* L'école moderne semble ne plus l'admettre et prétendre, avec Charcot, que « le mariage provoque plus souvent l'hystérie qu'il ne la guérit. » Nous croyons que l'exactitude est dans l'avis de MM. Grasset et Rauzier (1) : tout dépend des circonstances : un mariage heureux et désiré peut produire une grande amélioration, un mariage malheureux, au contraire, aggraver considérablement la névrose.

Il en est à peu près de même de la grossesse qui était conseillée par Hoffmann : *Hystericæ tempore graviditatis quò impetum principii vitalis uterus attrahit, a spasmis et affectibus nervosis liberæ sunt.* L'opinion moderne est changée sur ce point. La grossesse fatigue la femme en général, elle met son organisme en état de réceptivité, elle en fait un terrain bactéricole où l'infection sera plus facile.

La *durée* de l'hystérie post-grippale est tout à fait indéterminée. Une fois, en effet, que le système nerveux a été saisi par l'infection, il a une extrême tendance à y persister, et l'on ne peut pas prétendre corriger cette dernière d'une façon

(1) *Loc. cit.,* t. II, page 811.

définitive. La guérison, comme celle de l'aliénation mentale, est toujours très précaire, et, pour déclarer guérie une hystérie, il faut l'avoir vue plusieurs années alors après sa guérison.

La *terminaison* de l'hystérie est, dit Le Joubioux, aussi satisfaisante que possible après la grippe. Nous ne pouvons souscrire à cette idée, car, ce serait alors admettre une pseudo-hystérie grippale, ce qui n'est pas.

La grippe, comme le dit Petit (1), est *une maladie des plus infectieuses:* elle modifie, en effet, les maladies ordinaires avec lesquelles elle coïncide, et c'est au moment de cette longue et pénible convalescence que le streptocoque détermine ses accidents. Comment admettre alors brusquement la disparition de la névrose ?

Avec M. Grasset, nous pensons, au contraire, que l'hystérie continue après l'infection, et les recherches que nous avons pu faire au sujet des malades de nos observations, viennent à l'appui de notre idée. Comme le dit Brissaud (2): « Les accidents nerveux *survivent* aux symptômes généraux de l'intoxication ou de l'auto-intoxication. Il y a longtemps que le malade est guéri, il y a longtemps que toute la substance toxique est éliminée, et cependant cet individu empoisonné reste paralysé et anesthésique. Sa paralysie est spéciale ; son anesthésie est spéciale. Il a perdu la sensibilité cutanée, la sensibilité musculaire et articulaire, il a de la diplopie monoculaire ; il a un rétrécissement concentrique du champ visuel. »

La terminaison donc de l'hystérie post-grippale est presque toujours illusoire. Le caractère de l'individu reste toujours plus ou moins impressionnable : l'estomac devient d'une susceptibilité ridicule, la digestion demeure pénible et les sujets

(1) Petit, *loc. cit.*
(2) Brissaud, *Hystéries provoquées*, et *Gaz. hôp.*, 23 novembre 1889.

sont affligés d'une constipation invincible. L'hystérie post-grippale devient peu à peu une maladie constitutionnelle qui ne peut se dissiper qu'après une modification préalable de la constitution. Aussi faut-il mettre au rang des fables toutes ces prétendues guérisons complètes : on peut suspendre les symptômes de l'hystérie, on peut en arrêter les attaques momentanément, mais il ne faut pas prétendre en arriver plus loin.

A côté de ce *statu quo*, l'hystérie post-grippale comme toute névrose peut aussi, quoique bien rarement, se terminer par la mort.

Briquet en cite trois cas, l'un publié par Royer-Collard (1), l'autre rapporté par M. Jacques (2), le troisième par Georget : l'auteur en ajoute quatre cas nouveaux.

Mollière a réuni (3) aussi un certain nombre de cas de mort subite survenue au cours de la crise hystérique.

M. Villard (de Marseille), avec une obligeance dont nous tenons à le remercier de nouveau, nous a communiqué également une observation d'hystérie, terminée par la mort.

Ce dénouement — peu fréquent, il faut l'avouer — arrive donc, soit par le fait direct en quelque sorte de l'hystérie, soit — et cela le plus souvent — par l'épuisement résultant des souffrances de l'insomnie ou de la non-alimentation, par la méningite, la tuberculose (4).

Notons enfin que le suicide, sur lequel Pitres (5) a récemment insisté, peut être quelquefois la terminaison de l'hystérie, comme M. Grasset en a publié un cas dans ses *Cliniques* (6).

(1) *Mémoires de la Soc. de méd. d'Édimbourg*, t. VI.
(2) *Mémoires de la Soc. du département de la Seine*, t. XXIX, p. 276.
(3) *Mém. à la Soc. des sc. méd. de Lyon*, 1884.
(4) Grasset, *Mal. du syst. nerveux*, t. II, p. 720.
(5) Pitres, *Cliniques*, t. II, p. 48.
(6) *Cliniques médicales*, p. 401.

VIII

PRONOSTIC

Le chapitre qui précède montre ce que peut être le pronostic de l'hystérie post-grippale.

J. Franck a une façon toute originale de faire le pronostic de la névrose. « Elle est désagréable, non seulement pour les malades, dit-il, mais aussi pour ceux qui les entourent. Peut-on imaginer quelqu'un de plus malheureux que le mari d'une hystérique ; à moins qu'il ne trouve du plaisir dans la variété : en effet, une hystérique, dans l'espace de vingt-quatre heures, successivement triste, calme, dure, tranquille, irascible, douce, présente le caractère de dix personnes différentes. »

Les auteurs cependant ont plus fait que de considérer cette maladie comme « désagréable », et c'est avec raison que Landouzy a porté un diagnostic plus sévère : « Si l'on considère sa longue durée, dit-il, les souffrances qui l'accompagnent, les obstacles qu'elle apporte à l'exercice des fonctions vitales et même des devoirs de famille et de société, les modifications fâcheuses qu'elle produit dans la constitution et l'extrême susceptibilité qu'elle laisse au physique et au moral, on regardera avec raison l'hystérie comme l'une des maladies *les plus redoutables.* »

Le pronostic est toujours sérieux, en effet, lorsqu'on a affaire à une névrose, car il n'y a pas de maladie plus difficile à guérir. C'est une maladie *totius substantiæ* qui atteint toute notre économie, qui l'altère très profondément et finit par ne plus laisser qu'une organisation dégradée de laquelle il ne peut plus rien sortir de robuste. Ajoutez à cela que la grippe a déjà très fortement altéré l'individu, et vous comprendrez facilement l'épuisement auquel on peut arriver sans peine.

Si l'on veut baser, quelque peu sérieusement, le pronostic de la névrose, il faut considérer l'*âge* auquel elle arrive, la *constitution* du malade et les *symptômes* enfin qu'il présente.

Briquet et Charcot ne sont point du même avis au sujet de l'influence de l'*âge* pour le pronostic. Tandis que le premier, en effet, prétend que l'hystérie dans le bas âge dure toute la vie, et qu'elle dure beaucoup moins lorsqu'elle débute à vingt-cinq ans ; Charcot, au contraire, soutient que la guérison s'obtient plus facilement chez l'enfant que chez l'adulte, car le traitement a dans ce cas-là plus de prise. Toutes les observations que nous avons pu recueillir ne nous permettent guère de trancher nettement la question : nous penchons toutefois pour l'opinion de Charcot, car il nous semble, en effet, que le traitement de la névrose est certainement plus efficace dans l'enfance.

Pour ce qui est de la *constitution* du malade, Briquet n'est pas en contradiction avec les auteurs modernes. Plus l'individu sera lymphatique, débilité, et plus on aura chance de le rétablir relativement. On améliorera l'état général, et partant la névrose, ce qui, dans le cas contraire, est impossible. Cette idée semble contraire à la thèse que nous soutenons, car il semble, dans ce cas, qu'il doit suffire de rétablir l'asthénie post-grippale, pour voir du même coup disparaître la névrose. Il n'en est rien toutefois, car nous avons bien vu qu'elle était due autant aux microbes qu'à leurs toxines. Le traitement n'aura donc qu'une très faible influence sur ces derniers. C'est ce qui fait, au contraire, que nous considérons le pronostic de l'hystérie post-grippale comme plus grave que celui de l'hystérie commune : en sus de la névrose, il y a, en effet, l'infection.

Enfin, au sujet des *symptômes*, il est naturel que moins les malades ont d'accidents, et plus il y a de chances de les guérir. Cela prouve, en effet, que l'infection n'est pas considérable, qu'elle ne s'est pas localisée sur tout le système nerveux, et par conséquent qu'elle est moins grave. Sur ce point, nous ne serons pas de l'avis de Frank, qui prétend que « plus les spasmes sont tumultueux, plus ils sont salutaires : les spasmes purgent le corps humain, comme les tempêtes accompagnées de tonnerre purgent l'atmosphère. » Malgré la spirituelle comparaison de l'auteur, nous ne pouvons souscrire à son idée.

IX

DIAGNOSTIC

Le diagnostic de l'hystérie en général a eu un début très difficile. Sydenham et Frank prétendaient, en effet, que cette affection imite toutes les maladies qui arrivent au genre humain, et le premier disait : « Quand j'ai bien examiné une malade et que je ne trouve en elle rien qui se rapporte aux maladies connues, je regarde l'affection dont elle est prise comme une hystérie. » Ces mots, qui nous font sourire aujourd'hui, ne sont plus admissibles après tous les progrès que la neuropathologie vient de faire en ces dernières années. On peut, en effet, établir maintenant, le plus souvent, le diagnostic de la névrose sur des données tellement positives, qu'il ne fait plus l'ombre d'un doute.

D'abord la question de la *simulation* a été approfondie, et on a vu qu'elle avait été beaucoup exagérée. Il est, en effet, certains symptômes que les hystériques ne peuvent simuler : l'anesthésie, la contraction des muscles suivant la distribution exacte des nerfs, l'hémiléthargie, l'hémicatalepsie, par exemple.

Nous ne nous arrêterons pas longtemps à faire ici le diagnostic différentiel de l'hystérie et de l'épilepsie. Le cri étouffé, au début seulement, le manque d'aura, l'attitude constante, l'absence de tympanisme, la non-influence de la compression ovarienne sur les accès, le sommeil profond, la stupeur, l'absence d'anesthésies et du rétrécissement du champ visuel ;

voilà tout autant de symptômes qui fixeront rapidement le médecin sur la névrose (1).

Il n'y a que quelques jours, M. Gilles de la Tourette (2) a établi de main de maître ce diagnostic différentiel : « la chute subite sans aura avec perte de connaissance complète, la morsure de la langue et l'émission involontaire d'urine » sont, pour lui, les trois éléments principaux qui différencient l'épileptique de l'hystérique.

Il faut reconnaître toutefois, comme le remarque l'auteur, que le diagnostic est plus difficile, lorsque les névroses sont combinées. « Il faut, dit-il alors, avoir recours à l'analyse des urines. L'accès d'épilepsie, ainsi que l'ont montré MM. Lépine et Mairet (3), fait pendant vingt-quatre heures monter le taux de tous les éléments solides de l'urine. L'attaque d'hystérie, pendant la même période, comme je l'ai établi avec M. Cathelineau (4), fait, au contraire, tomber le taux du résidu fixe, le volume de l'urine ne subissant guère de modifications dans les deux cas. Par exemple, pour ne prendre que l'urée, si l'excrétion normale est de 25 grammes par vingt-quatre heures, vous obtiendrez 35 à 40 grammes pour un accès d'épilepsie et 12 à 15 grammes pour une attaque d'hystérie ; ce sont là, vous le voyez, de grosses différences. De plus, dans l'épilepsie, les rapports des phosphates terreux aux phosphates alcalins, normalement de 1 à 3, restent conservés. Dans le paroxysme hystérique, au contraire, ce rapport devient comme 1 est à 2 ou 1 à 1 ; c'est ce que nous avons nommé *l'inversion de la formule des phosphates*, qui jointe à l'abaissement du taux du résidu fixe : urée, chlo-

(1) Huchard, *loc. cit.*, p. 1094.
(2) *Semaine médicale*, 16 octobre 1895, n° 51.
(3) Mairet, *L'acide phosphorique chez les hystériques*. Paris, 1884.
(4) Cathelineau, *Nutrition dans l'hystérie*, Paris, 1890, et *Progrès méd.*, 14 février 1891.

roses, sulfates, etc., constitue *la formule chimique* de l'attaque d'hystérie. Pour les états de mal ou les accès subin-
trants de longue durée, vous possédez encore un excellent
élément d'appréciation indiqué par M. Bourneville : la température s'élève dans l'épilepsie ; elle ne dépasse pas la normale dans le paroxysme hystérique prolongé. »

Le diagnostic, d'autre part, entre l'hystérie et la neurasthénie est aussi facile, M. Dubois (d'Amiens) (1) dès 1837, l'a
fait d'une façon si remarquable que les auteurs n'y ont rien
pu ajouter depuis. L'absence d'attaques, les préoccupations
constantes de la santé, la tristesse, les inquiétudes morales
vives et continuelles, l'emploi abusif de toutes sortes de mé-
dications, les névroses multiples et les lésions organiques
consécutives, telles sont, pour M. Dubois, les principaux signes
qui mettront toujours sur la voie du diagnostic (2).

On peut aussi penser à une méningite grippale (3), mais
il y a au début une élévation de température de 39° à 40° et
des douleurs lombaires et céphaliques beaucoup plus intenses
que dans la grippe ordinaire. La démarche devient pénible,
les pieds traînent, le corps se meut tout d'une seule pièce
comme s'il était soudé, la nuque se contracte, la tête est ren-
versée rigide sur la colonne vertébrale, et le malade a la
plus grande difficulté à se tourner dans son lit. Les membres
inférieurs sont hyperesthésiés, faibles, mais n'ont pas de pa-

---

(1) *Histoire philosophique de l'hystérie et hypochondrie,* Paris, 1837.

(2) Lehr, *Neurasthénie post-grippale* (*Deut. med. Woch.,* 1890, n° 41,
p. 908).

Lévy, *Neurasthénie post-grippale* (*Gaz. hôp.,* 17 juin 1893).

Desseaux, *Neurasthénie post-grippale* (*Normand. méd.,* 1er février 1893).

(3) Trouillet et Esprit, *Méningo-encéphalopathies de nature grippale* (*Sem.
méd.,* 1805, n° 21).

Fissinger, *Méningite spinale grippale* (*Gaz. méd.,* Paris, 18 octobre 1890).

Macé, *Des accidents pseudo-méningitiques dans l'hystérie* (Th. Paris, 1887-88,
n° 70).

ralysies. On le voit donc, ce ne sera qu'au début, lorsque la névrose ne sera pas encore bien déclarée, qu'il sera possible de la confondre avec une méningite.

Enfin, bien que les observations de myélite post-grippale ne soient pas nombreuses, il faut également y penser (1). D'ordinaire, elle arrive à la convalescence. Le malade ressent un très grande faiblesse dans les jambes accompagnée de douleurs sourdes, puis, assez vite, le tableau de la myélite diffuse aiguë se développe : anesthésie absolue des membres inférieurs, rétention d'urine et de matières fécales, troubles trophiques, température élevée. On le voit, le tableau est bien différent de celui de la névrose !

Mais, comme l'a dit M. Grasset, il est intéressant de voir les relations qui peuvent exister entre l'hystérie et les affections aiguës. Ces relations, avec les affections aiguës — grippales surtout — sont connues depuis peu et cependant elles ont été fort bien étudiées (2). Au cours d'une influenza on observe, en effet, des malades qui présentent des accidents comateux, apoplectiformes, ainsi que le syndrome complet de la méningite, et qui, une fois guéris, n'offrent plus de traces des symptômes encéphaliques manifestés. Il s'agit là, alors, sans doute, de congestions cérébrales passagères. Ces congestions peuvent s'accompagner de petites hémorragies, et nous avons,

---

(1) Féréol, *Myélite grippale.* — *Soc. méd. des hôp.* (21 février 1890).
Benett, *The Lancet* (1er février 1890).
Parot, *Méningo-encéphalopathie diffuse post-grippale.* — *Lyon médical* (9 octobre 1892).
Mackay, *Méningo-myélite cerv. post. post-grippale. The Lancet* (1er août 1891).
Fissinger, *Myélite grippale. Gaz. méd.* (Paris, 17 septembre 1892).
Deroye, *Myélite ascendante grippale. Bourgogne méd.* (octobre 1893).
(2) Brosset, *Névrites périphériques post-grippales. (Lyon méd.,* 15 mars 1891.
Desplats, *Névrites post grippales (Journ. des sc. méd.* de Lille, 1890, p. 78).
Bonnet, *Névrites périphériques infectieuses aiguës* (Th. Lyon, 1892-1893, n° 776).

en effet, des cas d'apoplexie cérébrale grippale rapportés par Prentin (1), par Furbringer (2), par Kœnigsdorff (3).

A côté de ces phénomènes, Gubler a décrit les amyosthénies, Déjerine les lésions périphériques et Landouzy (4) les lésions centrales du système nerveux dans les maladies aiguës. Mais on voit facilement que, si les rapports sont étroits avec la névrose, le diagnostic n'en sera point cependant difficile et que l'on arrivera, sans trop de calcul, à le poser définitivement.

Les névrites grippales peuvent enfin être le point de départ de troubles trophiques d'une gravité variable : troubles vasomoteurs, congestifs, amyotrophies. Des exemples très nets ont été donnés par Joffroy et Martel (5). Il suffit d'être prévenu pour éviter la confusion possible.

(1) Prentin, *Med. new* (29 août 1890).

(2) Furbringer, *Berlin. Klin. Woch.* (21 décembre 1891).

(3) Kœnigsdorff, *Deutsch med. Jour.* (10 mars 1892).

(4) Landouzy, *Contribution à l'étude des convulsions et des paralysies liées aux méningo-encéphalites fronto-pariétales.* (Th. Paris, 1876, t. XIII, n° 101).

Landouzy, *Des paralysies dans les maladies aiguës,* (Th. agrég., 1880).

(5) *Soc. méd. des hôp.* (12 avril 1894).

X

TRAITEMENT

La névrose, une fois constituée, sera toujours traitée de la même façon : c'est dire qu'il n'y a qu'un traitement de l'hystérie, et que celui de l'hystérie post-grippale se confond presque entièrement avec celui de la névrose en général.

a) *Traitement prophylactique.* — Nous avons déjà incidemment parlé du *traitement prophylactique* de l'hystérie, et nous ne reviendrons pas sur la question du mariage et de la grossesse en particulier.

Si l'hystérie se déclare chez un enfant, il y a des règles à observer au sujet de l'éducation de ce dernier. On conseillera l'habitation à la campagne, les lotions froides, l'exercice, la promenade et les jeux fatigants : on fortifiera en un mot le côté physique. On évitera, au contraire, les spectacles, la lecture des romans, la musique sentimentale.

b) *Traitement interne.* — Pour le *traitement interne*, les moyens médicamenteux employés ont été si nombreux, qu'il est nécessaire d'en faire le choix et de les classer.

Le premier soin sera de remédier d'abord à l'affaiblissement qui a été consécutif à la grippe : le trouble de la constitution est d'ailleurs si prononcé qu'il attirera presque de suite l'attention. La face a pâli, les forces sont perdues : les malades ont de l'anémie ou de la chlorose. Parfois, sans constater un trouble bien notable dans la constitution, il y aura une grande surexcitabilité nerveuse : le caractère du malade a changé, il est plus irascible, plus impressionnable, le sommeil est agité, les fonctions digestives troublées. Tout cet état anémique sera traité par les amers, les toniques, le fer, le repos et la bonne alimentation. Il faudra mettre naturellement beaucoup d'opiniâtreté dans le traitement, car l'effet produit ne se fait que lentement en général.

La question des *antispasmodiques* a été totalement changée dans ces dernières années. D'après les anciens auteurs, l'utérus, qui craignait les mauvaises odeurs, les évitait par la fuite. Il aimait, au contraire, les parfums, et de là fumigations aussi nombreuses que ridicules que l'on pratiquait à la vulve, afin de l'attirer en bas et lui faire reprendre sa place naturelle.

Au fait, quelle est la valeur des antispasmodiques pour l'hystérie ? Faut-il croire Bernutz qui les préconise ou Briquet qui, au contraire, les défend absolument ? Il faut savoir que, pour la névrose hystérique, ils sont autant inutiles qu'utiles pour ses diverses manifestations. Ils dissiperont, en effet, le nervosisme, l'agacement, l'éréthisme nerveux des malades : ils permettront de la sorte au traitement de fond d'agir plus efficacement. Toutefois, il est bon de tenir compte, dans ces cas, des susceptibilités personnelles, qui, avec la névrose, peuvent être poussées à l'excès. L'opium sera préféré à la belladone. Le chloral peut être également employé, ainsi que le bromure de camphre. On les alterne les uns avec les autres, car, non seulement il faut les employer pendant longtemps, mais encore et surtout il faut les changer très souvent. .

c) *Traitement externe.* — L'*hydrothérapie*, qui a été l'objet d'opinions contradictoires parmi les auteurs, est cependant un des moyens les plus sûrs que nous ayons pour lutter contre l'hystérie. Tous les phénomènes d'excitation disparaîtront par l'emploi de bains tièdes prolongés pendant quatre à huit heures. Les procédés varient avec les troubles fonctionnels, en procédant avec réserve dans leur choix.

Contre la dysménorrhée, les douches en jet, généralisées ou localisées à la région hypogastrique ou le bassin, produiront les résultats les plus heureux.

Dans l'intervalle des attaques, des immersions tièdes ou peu froides, des lotions, des frictions avec un drap mouillé et non tordu et pratiquées en commençant par les régions inférieures du corps (1), feront disparaître, par leur effet sédatif, l'excitabilité nerveuse de l'individu. Après cette première tentative, on restaurera la nutrition et on rétablira l'équilibre du système nerveux en faisant des applications plus énergiques et en abaissant progressivement la température de l'eau.

L'électrisation faradique cutanée a aussi son indication dans les anesthésies : son action est lente, mais elle est indiscutable (2). Pendant les attaques de grande hystérie, M. Tessier (3), au moyen de courants continus de 10 à 15 éléments, a obtenu l'arrêt des convulsions, et, par l'interversion brusque et répétée d'un courant de 30 à 40 éléments, il a quelquefois fait avorter l'attaque. Il n'y a pas toutefois à se faire de l'illusion, et l'on peut dire avec Becquerel (4) que le traitement « de ces paralysies a fait la fortune de plus d'un électriseur, parce que dans leur traitement tout réussit et rien ne réussit ». Peut-on aussi se demander quelle est la véritable valeur thérapeutique de l'électricité dans l'hystérie ? En remarquant la variabilité des résultats obtenus dans les divers troubles fonctionnels, il est impossible, jusqu'à maintenant, de formuler des indications bien précises et des règles thérapeutiques bien certaines.

(1) Beni-Barde, *Traité d'hydrothérapie*, 1870.
(2) Blanc Fontenille, *Progrès méd.*, 19 février 1887.
(3) *De la valeur thérap. des courants continus* (Th. agr. Paris, 1878, p. 61).
(4) *Traité des applications de l'électr. à la thérapeutique*, Paris, 1867.

La *métallothérapie* a sa place à côté de l'électrisation. Cette question a été très étudiée par Despine (1) (d'Aix-en-Savoie), Monard (2), Burq (3), Moricourt et beaucoup d'autres auteurs encore dans la suite. Chez certains hystériques anesthésiques et amyosthéniques, l'application de métaux sur la peau, pendant dix à vingt minutes, provoque en effet le retour de la sensibilité et de la force musculaire. Chaque malade est sensible à un métal et insensible aux autres : c'est là son « aptitude métallique ». Il peut être toutefois « bimétallique », « polymétallique » même.

Le phénomène que l'on développe ainsi est transitoire : l'anesthésie de retour ne tarde pas à revenir, qu'on enlève ou que l'on laisse sur la peau le métal « actif ».

Toute cette médication dont on trouvera tous les détails dans Charcot, Vigouroux (4), Dujardin-Beaumetz et Jourdanis (5), ne nous intéresse point tant à cause de son résultat thérapeutique, qu'à cause de l'importance diagnostique qu'elle peut fournir. Les résultats diffèrent selon que l'on s'adresse à l'hystérie en général, ou bien à une hystérie infectieuse. Dans le premier cas, en effet, les métaux ramènent la sensibilité avec transfert ; elle est ramenée sans transfert, au contraire, dans l'hystérie toxique. On voit de là toute l'importance que peut avoir, dans la suite, ce traitement. Il est évident qu'à l'avenir, lorsque dans certains cas l'étiologie de la névrose sera douteuse, les services que peut rendre cette méthode seront immenses, car, là aussi, de la cause dépend un peu le traitement.

La *Kinésithérapie* fait aussi partie du traitement externe, et comprend la gymnastique et le massage. Charcot a préco-

(1) *Obs. de méd. pratique*, Annecy, 1838.
(2) *Lyon médical*, 1880.
(3) *Lyon médical*, et *Bulletin de thérap.*, 1881.
(4) Vigouroux, *Progrès méd.* (12 septembre 1880).
(5) *Soc. de thérap.* (28 juillet 1880).

9

nisé, en effet, l'emploi du dynamomètre dans les monoplégies brachiales : chaque jour, on fait presser au malade le dynano-mètre et l'on établit ensuite la courbe des résultats obtenus.

De même Seifert (1) et Bach (2) ont recommandé, dans les cas d'aphonie, le massage externe du larynx et des exercices méthodiques d'articulation.

Le traitement *moral*, enfin, a dans l'hystérie une impor-tance considérable, car c'est peut-être celui qui porte le plus de fruits. Il faut toutefois, pour réussir dans ces cas, inspirer une très grande confiance à sa malade et la persuader que l'on a l'idée la plus exacte sur son mal. C'est ainsi que Guéneau de Mussy réussit à faire cesser les convulsions cho-réiformes à une de ses malades avec une pilule de mica panis.

Ce traitement a des relations très étroites avec un autre traitement très étudié par Blocq (3) et Charcot (4), connu sous le nom de *traitement psychique*. « Sans contestation possi-ble, dit Charcot, il joue dans la plupart des cas un rôle considé-rable s'il n'est pas prédominant. Il y a près de quinze ans que je suis fermement attaché à cette doctrine, et tout ce que j'ai vu, tout ce que je vois, ne fait que confirmer de plus en plus mon opinion. » Il faut en effet isoler le névrosé, car son entou-rage contribue à lui favoriser un terrain de culture, autant par la sollicitude qui lui est prodiguée, que par la compassion qu'il peut inspirer. Le dédain que l'on peut avoir pour le mal du névrosé produit aussi le même mauvais effet. L'isolement donc s'impose de toute façon : mais il doit être excessivement rigoureux.

C'est dire qu'aucun membre de la famille ne doit accompa-gner le névrosé : il doit aller tout seul dans une station d'hy-

---

(1) *Sem. médicale* (15 novembre 1893).

(2) *New-York med. Journal* (22 octobre 1892).

(3) *Trait. de l'hyst. (Gaz. des hôp.,* 21 mai 1892).

(4) *Essai sur les mal. du syst. nerv.* (t. III).

drothérapie, il doit se trouver dans un milieu complètement
étranger, s'il veut réussir dans sa tentative. En Allemagne et
en Angleterre, le traitement de Weir-Mitchell comprend, en
effet, cet isolement auquel on joint naturellement les toniques,
le massage, l'électricité et le repos.

L'*hypnotisme* peut être aussi d'une très grande utilité pour
l'hystérie (1). « L'hypnotisation a pour but, dit M. Grasset,
de modifier, en utilisant la suggestibilité du malade, c'est-à-
dire sa tendance à accepter sans contrôle les idées qu'on
cherche à lui imposer, les conceptions dans lesquelles il se
complaît et auxquelles il s'abandonne (2). »

Comme le remarque Babinski (3), tous les hystériques ne sont
pas hypnotisables : toutefois avec de la patience on arrive la
plupart du temps à des résultats inespérés. On arrivera
parfois à atténuer les phénomènes morbides, parfois on ne
leur donnera qu'une disparition passagère, parfois, enfin, on
pourra arriver à les faire disparaître entièrement.

C'est là, d'ailleurs, l'opinion de Babinski : « L'hypnotisme
est un état pathologique, dit-il, et non physiologique, c'est une
manifestation névropathique qu'il est permis de rapprocher de
l'hystérie. » Sans être tous des hystériques, les sujets hypnotisables sont toujours des névrosés et font toujours partie de
la famille névropathique : ce sont des nerveux ou des prédisposés.

M. Grasset a fait, en 1889, une clinique sur l'hypnotisme
tellement complète (4) que nous ne pouvons mieux faire que
d'y renvoyer ceux de nos lecteurs qui voudraient avoir, sur
cette question, les plus grands et les plus exacts détails. C'est

(1) Janet, *Arch. de neurologie* (novembre 1892, p. 448).
Blocq, *Bul. méd.* (1889, n° 58, p. 921).
(2) *Traité du syst. nerv.* (t. II, p. 825).
(3) *Gaz. hebd.*, juillet 1891 (n° 30 et 31).
(4) *Cliniques* (p. 264 et suiv.).

là que nous puisons les quelques lignes qui suivent, car l'hypnotisme a, de nos jours, une place tellement nette et scientifique, qu'il nous semble nécessaire d'y insister.

Dans les applications curatives pour l'hystérie, le petit hypnotisme arrive à des résultats sans conteste, car il n'est pas
nécessaire de développer la grande hypnose pour soulager
fortement les symptômes de l'hystérique ; lorsqu'il faut ces
derniers, tout au contraire, on est autorisé de caractériser la
névrose comme étant beaucoup plus invétérée, partant plus
pénible à enrayer.

La suggestion est, en effet, un des principaux éléments de
la thérapeutique. Comme dit M. Grasset : « Thérapeutique
hypnotique et thérapeutique suggestive sont deux synony-
mes. » C'est là, d'ailleurs, ce qui explique pourquoi Bernheim
entre sur ce sujet dans de forts longs détails, alors que Charcot n'y consacre que quelques lignes : c'est qu'en effet l'hypnotisme de l'École de Nancy est le véritable hypnotisme thérapeutique. C'est en employant ce dernier que nous avons
vu, à Montpellier, faire disparaître, chez des hystériques, des
paralysies, des insomnies, des douleurs vives et des vomissements.

Dans ces derniers temps, enfin, on a voulu proposer et pra-
tiquer, pour l'hystérie, un *traitement chirurgical* et faire
l'ovariotomie, la clitoridectomie (1). Pitres (2) a fait ainsi la
critique de cette thérapeutique : « Rien ne justifie ces opéra-
tions; rien, pas même le succès; car, avant de faire courir à
une malade les dangers inhérents à une intervention san-

(1) Spencer Wells, *Am. Journ. of the med. sc.*, octobre 1886.
Teissier, Thèse Paris, 1885.
Magnin, Th. Paris, 1886.
Castagné, *Ablation des annexes de l'ut. dans l'hyst.* (Th. Mont., 1891).
Polaillon, *France méd.*, 1892, n° 16, p. 251.
Antona et Janni, *Riforma médic.*, 1893.
(2) *Revue générale de clin. et thérap.*

glànte, il faudrait être certain que la guérison ne peut être obtenue par des méthodes plus inoffensives; et cette certitude on ne l'a jamais, on ne peut pas l'avoir. Il paraît même démontré que, dans les cas heureux où les mutilations organiques graves ont été suivies de la guérison d'accidents hystériques anciens, ce n'est pas l'opération elle-même qui a fait la cure, mais bien l'émotion provoquée par l'opération. »

Ce traitement donc n'est point rationnel, et d'ailleurs l'observation de Debove (1), qui a vu l'hystérie après une double ovariotomie, montre bien qu'il n'y a rien à attendre de ce traitement chirurgical.

(1) *Soc. méd. des hôp.*, 18 nov. 1893.

XI

CONCLUSIONS

1° L'hystérie post-grippale est bien un type clinique, et forme un paragraphe indiscutable dans les hystéries infectieuses.

2° La pathogénie infectieuse est, parmi toutes les théories données, celle qui satisfait le mieux notre esprit : les microbes ou leurs toxines vont au système nerveux : les voies suivies par ces microbes et l'action qu'ils produisent nous sont connues.

3° La grippe ne provoque pas de toutes pièces l'hystérie ; il faut toujours un individu prédisposé, dont le système nerveux soit le *locus minoris resistentiæ*.

4° L'anatomie pathologique de la névrose n'est pas encore faite : tout fait supposer une altération, mais on ne la connaît pas.

5° La symptomatologie est très variable selon les individus. Elle n'a rien de fixe. Elle se distingue en cela de presque toutes les autres hystéries infectieuses ou toxiques, qui, nous l'avons vu, ont un point particulier reconnaissable. Ici, au contraire, il n'y a rien de caractéristique, et c'est là, précisément, ce qui différencie cette névrose.

6° L'hystérie post-grippale est remarquable par la rapidité et la soudaineté de l'apparition des accidents, et par la multiplicité et la mobilité de ses diverses affections.

7° La durée de l'hystérie post-grippale est tout à fait indéterminée

8° L'hystérie post-grippale ne se termine nullement avec
l'infection qui lui donne naissance. Elle continue, au contraire, son évolution; elle peut même arriver jusqu'à la ca-
chexie et à la mort.

9° Le pronostic est toujours très sérieux, car c'est une maladie *totius substantiœ*. Il varie avec l'âge, la constitution et
les symptômes.

10° Le diagnostic est relativement facile : l'épilepsie, la neurasthénie et les autres infections aiguës se différenciant, la
plupart du temps, assez nettement de la névrose.

11° Le traitement de l'hystérie post-grippale peut être prophylactique, externe, interne et psychique ; il ne diffère pas
sensiblement de celui de l'hystérie en général.

SERMENT

En présence des Maîtres de cette École, de mes chers condisciples et devant l'effigie d'Hippocrate, je promets et je jure, au nom de l'Être suprême, d'être fidèle aux lois de l'honneur et de la probité dans l'exercice de la médecine. Je donnerai mes soins gratuits à l'indigent, et n'exigerai jamais un salaire au-dessus de mon travail. Admis dans l'intérieur des maisons, mes yeux ne verront pas ce qui s'y passe, ma langue taira les secrets qui me seront confiés, et mon état ne servira pas à corrompre les mœurs ni à favoriser le crime. Respectueux et reconnaissant envers mes Maîtres, je rendrai à leurs enfants l'instruction que j'ai reçue de leurs pères.

Que les hommes m'accordent leur estime, si je suis fidèle à mes promesses ! Que je sois couvert d'opprobre et méprisé de mes confrères, si j'y manque !

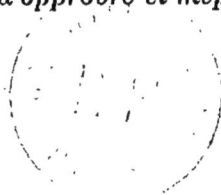

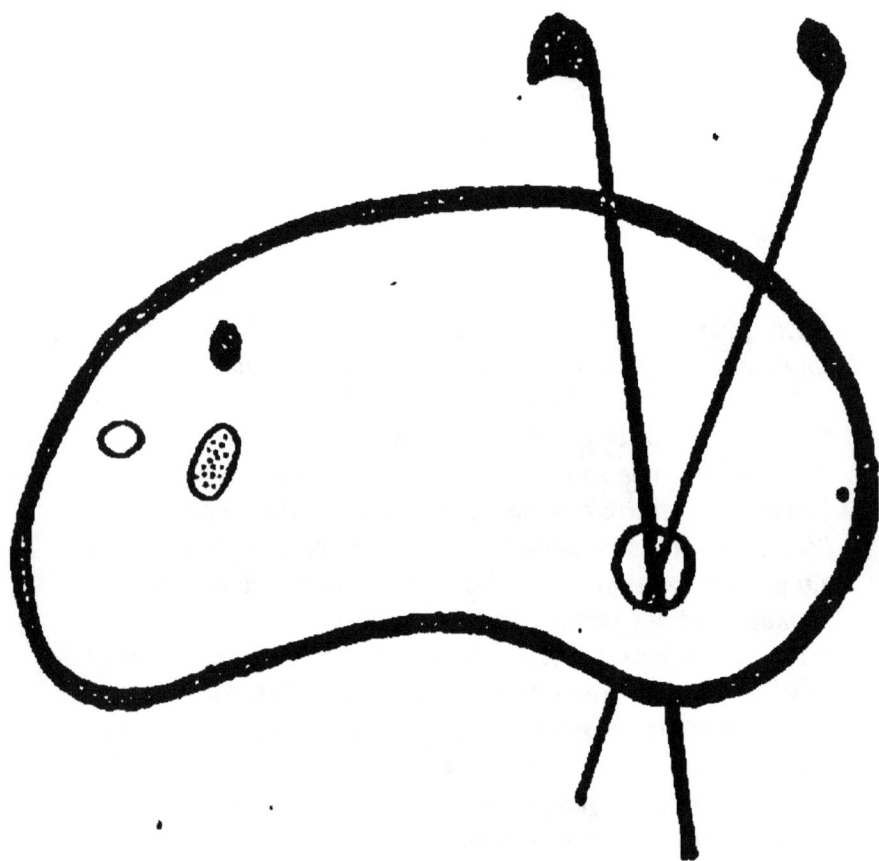

ORIGINAL EN COULEUR
Nº Z 43-120-8

www.ingramcontent.com/pod-product-compliance
Lightning Source LLC
Chambersburg PA
CBHW062002200326
41519CB00017B/4635